Stefan Schweiger
33 Fragen – 33 Antworten

CORONA
VIRUS

PIPER

Zu diesem Buch

Wenn sich ein Virus rasend schnell über den ganzen Erdball ausbreitet, Zehntausende Todesopfer fordert und Gesundheitssysteme zum Kollabieren bringt, steht die globale Weltgemeinschaft erst einmal unter Schock. Danach geht es darum, die richtigen Antworten zu finden: Welche Risiken muss man eingehen, um schnell einen Impfstoff zu finden? Wie viel Quarantäne verträgt eine liberale Gesellschaft? Und welche Maßnahmen helfen, um eine Rezession mit nicht absehbarem Ende zu verhindern? Dieses Buch möchte Hintergründe erklären und Zusammenhänge deuten, um die Coronakrise besser verstehen zu können.

Stefan Schweiger, Jahrgang 1980, erklärt als freier Gesundheitsjournalist komplexe medizinische Sachverhalte laienverständlich. Dies hat er zuvor als Chefredakteur der Gesundheitsportale »apotheken-umschau.de« und »Onmeda.de« sowie als Redakteur beim Magazin »FOCUS Gesundheit« gemacht. Stefan Schweiger hat in München und Paris Soziologie studiert und die Deutsche Journalistenschule in München besucht.

Stefan Schweiger

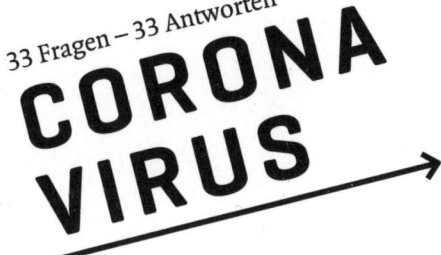

33 Fragen – 33 Antworten

CORONA VIRUS

PIPER

Mehr über unsere Autoren und Bücher:
www.piper.de

Von der Reihe 33 Fragen – 33 Antworten liegen im Piper Verlag vor:
Chinas neue Macht
Coronavirus
Klimawandel
Künstliche Intelligenz
Nahostkonflikt

MIX
Papier aus verantwor-
tungsvollen Quellen
FSC® C083411
www.fsc.org

Originalausgabe
ISBN 978-3-492-31677-4
Mai 2020
© Piper Verlag GmbH, München 2020
Umschlaggestaltung: Büro Jorge Schmidt, München
Satz: Uhl & Massopust, Aalen
Gesetzt aus der Quadraat
Druck und Bindung: CPI Books GmbH, Leck
Printed in the EU

Inhalt

Einleitung

Dieses Buch ist im Laufe des März 2020 entstanden. Als die ersten Zeilen geschrieben wurden, war COVID-19 für viele Menschen noch ein vor allem asiatisches Problem. Zum 1. März hatte die Zahl an bestätigten Infektionen in Deutschland gerade die 100 überschritten. Viele von uns haben dieses Virus wohl zunächst unterschätzt und wurden dann von den Ereignissen und Bildern überrollt. Während die letzten Kapitel verfasst wurden, überschritt die Zahl der weltweit registrierten Infektionen gerade die Millionenmarke. Epizentrum war nicht mehr die Region rund um Wuhan, sondern New York.

Im Strom der Nachrichtenticker sollen diese 33 Antworten auf drängende Fragen Orientierung vermitteln, wichtige Hintergründe erklären und Zusammenhänge deuten, um diese beispiellose Krise besser zu verstehen. Immer wieder hilft dabei ein Blick in die Medizingeschichte. Wenn COVID-19 selbst dereinst in diese Annalen eingegangen sein wird, wird man darin lesen können, wie radikal ein Virus die Welt innerhalb weniger Wochen verändert hat.

In Coronazeiten ist vieles anders. Wenn dieses Buch erscheint, sind vermutlich schon einige Informationen darin nicht mehr aktuell. Und das ist auch gut so. Wohl noch nie zuvor ist der wissenschaftliche Erkenntnisgewinn so schnell vorangeschritten wie in den ersten Wochen und Monaten dieser Pandemie. Genauso schnell hat sich unser Alltag verändert: Am einen Tag noch undenkbar, waren am Tag darauf bereits Ausgangsbeschränkungen beschlossen und die Freiheitsrechte beschränkt. Weil es die schier unberechenbare

Gesundheitsgefahr erfordert, die von diesem Virus ausgeht, kaum größer als 140 Nanometer. Ein Nanometer ist übrigens ein Millionstel Millimeter.

Als Gesundheitsjournalist begegne ich dieser überwältigenden Krise wie jeder andere Mensch auch: gleichermaßen als Laie wie als Experte. Zu viel hat sie durcheinandergewirbelt, was unhinterfragt und so selbstverständlich war. Das Vertrauen in wissenschaftliche Erkenntnis hat derweil ein erfreuliches Comeback gefeiert. Was für die Expertise von Virologen gilt, gilt aber auch für dieses Buch: Wissen ist immer nur vorübergehend.

Das Wörtchen »Corona« hat sich rasend schnell zum Inbegriff einer medizinischen genauso wie zu einer ökonomischen, politischen, sozialen und psychischen Ausnahmesituation entwickelt. Mein wichtigster Seismograf für die wirklich relevanten Fragen waren in diesen Wochen meine lieben Bürokolleginnen. Danke dafür! Ein besonderer Dank geht an L. für viel Verständnis, für noch mehr Liebe und das Wissen, sich mit niemand anderem zusammen lieber von Ausgangsbeschränkungen einengen lassen zu wollen.

Wenn auf den folgenden Seiten auf die weibliche Form zum Beispiel von Berufsbezeichnungen verzichtet wird, ist dies einzig der besseren Lesbarkeit geschuldet.

1

Erkältung, Grippe – oder doch Corona?

Ein leichtes Kratzen im Hals, ein wenig trockener Husten, ein bisschen Kopf- und Gliederschmerzen. Was man im Winter halt so an Erkältungssymptomen mit sich herumschleppt. Oder könnte es doch das neuartige Coronavirus sein? Die Verunsicherung und die Angst vor einer Epidemie, deren Auswirkungen nicht abzusehen sind, können belastender sein als die Symptome selbst – zumindest für 80 Prozent der mit dem neuartigen Virus Infizierten, bei denen die Krankheit mild oder ganz ohne Symptome verläuft.

Laut Robert Koch-Institut (RKI), das sich als höchste Behörde in Deutschland um Infektionskrankheiten kümmert, kommt es nach einer Infektion mit SARS-CoV-2 am häufigsten zu Symptomen wie Fieber, trockenem Husten und Abgeschlagenheit. Schon deutlich seltener leiden Betroffene unter Atemproblemen, Kratzen im Hals, Kopf- und Gliederschmerzen sowie Schüttelfrost. Nur wenige leiden an Übelkeit und Durchfall, zu schweren Verläufen mit einer Lungenentzündung kommt es fast ausschließlich bei älteren Patienten oder Menschen mit einer Vorerkrankung.

Genau in diese Risikogruppe fielen die ersten beiden COVID-19-Todesopfer in Deutschland, die am 9. März 2020 vermeldet wurden: eine 89-jährige Frau aus Essen, gestorben an einer Lungenentzündung, sowie ein 78-Jähriger aus Heinsberg, vorbelastet mit Diabetes mellitus und Herzbeschwerden. Klare Risikogruppe, klarer Fall – und doch gar nicht so viel anders als bei der Influenza, also der echten Grippe.

Die wird genauso wie COVID-19 von Viren hervorgerufen:

die Influenza von Influenzaviren, COVID-19 von dem neuartigen Coronavirus SARS-CoV-2. Beides sind Atemwegserkrankungen, die sehr unterschiedlich verlaufen können. Bei der Infektion mit dem neuartigen Coronavirus fehlt aber häufig der Schnupfen, selbst wenn sich COVID-19 nur in den oberen Atemwegen festsetzt – falls es dann überhaupt zu Beschwerden kommt. Dies kann ein hilfreiches Unterscheidungsmerkmal sein. Außerdem überfallen einen die Symptome einer Grippe meist schlagartig. Sie hat eine kürzere Inkubationszeit, zwischen Ansteckung und ersten Beschwerden vergehen meist nur ein oder zwei Tage. Bei COVID-19 sind es im Durchschnitt fünf bis sechs, in manchen Fällen vermutlich bis zu 14 Tage. Oder aber die Infektion geht vorbei, ohne bemerkt zu werden.

Bei der Therapie geht es weiter mit den Gemeinsamkeiten. Es stehen nur begrenzt Medikamente zur Verfügung, die gegen das jeweilige Virus selbst wirken. Im Vordergrund steht, die konkreten Beschwerden zu lindern und im Notfall im Krankenhaus die beeinträchtigten Körperfunktionen zu unterstützen, zum Beispiel mit einem Gerät zur Beatmung. Präventiv rät Bundesgesundheitsminister Jens Spahn, beim neuartigen Coronavirus alles genau so zu machen, »als würde man sich im Alltag vor Erkältung oder Grippe schützen«. Dazu gehören die richtige Nies- und Hustenetikette genauso wie altbewährte Hygieneregeln.

Gleichzeitig wird hier aber der maßgebliche Unterschied deutlich: Unser aller Immunsystem ist auf das neuartige Coronavirus nicht vorbereitet, denn es war bislang unbekannt. Gegen die Grippe steht jedes Jahr ein Impfstoff zur Verfügung. Auch wenn sich gerade einmal 35 Prozent der über 60-Jährigen gegen die Influenza impfen lassen – viel zu wenige. In der vergleichsweise harten Grippesaison 2017/2018 kostete sie laut Robert Koch-Institut 25 100 Menschen in Deutschland das Leben. Bis Anfang April 2020, also bis zum Ende der Grippe-

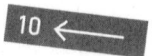

saison 2019/2020, hatte das RKI 183 531 nachgewiesene Influenzafälle gezählt – darunter 411 Todesfälle. Bei COVID-19 näherte sich die Fallzahl zu diesem Zeitpunkt gerade erst der 100 000 an. Bei mehr als 1400 Toten. Spätestens hier endet das Gegenrechnen aber, da über die jeweilige Dunkelziffer viel zu wenig bekannt ist und es schlicht zu früh ist, die Mächtigkeit von SARS-CoV-2 als neuem Krankheitserreger seriös beurteilen zu können.

Das mussten sich Wissenschaftler wie der Virologe Prof. Christian Drosten, Leiter des Instituts für Virologie an der Charité Universitätsmedizin Berlin, eingestehen, als sie komplexe Berechnungen zum weiteren Verlauf der Epidemie ausgewertet hatten. Viele Virusarten lieben kalte Temperaturen, im Sommer tun sie sich deutlich schwerer, sich zu verbreiten. Grippewellen enden zuverlässig, sobald die Temperaturen steigen. Im Falle von SARS-CoV-2 haben Experten aber die Hoffnung früh begraben, die Infektionswelle könne allein durch das Wetter zum Stillstand kommen. Umso wichtiger wird sein, dass bald passende Medikamente und ein wirksamer Impfstoff zur Verfügung stehen. Und umso wichtiger wird sein, sich selbst, vor allem aber Risikopersonen zu schützen.

Wer aufgrund der beschriebenen typischen Symptome befürchtet, sich mit dem neuartigen Coronavirus angesteckt zu haben, sollte zum Telefon greifen und nicht in die Hausarztpraxis fahren. Zu groß könnte das Infektionsrisiko für die Mitmenschen im Wartezimmer sein. Auch der Patientenservice des ärztlichen Bereitschaftsdienstes ist rund um die Uhr unter der Nummer 116 117 für solche Fälle zu erreichen. In dem Telefonat wird es vor allem darum gehen, inwieweit im Laufe der vergangenen zwei Wochen Kontakt zu einer infizierten Person bestanden hat oder ob man aus einem Risikogebiet eingereist ist. Lautet mindestens eine Antwort ja, schafft nur ein Labortest Klarheit. Den Abstrich nimmt ein Arzt während eines Hausbesuchs oder bei einem gesonderten Termin außerhalb der regulären Praxisöffnungszeiten. Bis das Testergebnis da ist, sollten Verdachtspersonen zu Hause bleiben, um niemanden zu gefährden.

Das leichte Kratzen im Hals soll also nicht in Panik münden. Ein wenig Achtsamkeit bei jedem Einzelnen macht es dem neuartigen Virus aber deutlich unbequemer, sich breitzumachen. »Dazu brauchen wir die gesamte Gesellschaft«, mahnte Gesundheitsminister Spahn angesichts der ersten Corona-Toten an. »Wir brauchen jeden einzelnen Bürger und jede einzelne Bürgerin.«

TIPP: Die meisten Infektionen mit dem neuartigen Virus SARS-CoV-2 verlaufen unproblematisch. Bleiben Sie ruhig, wenn Sie einen Verdacht auf COVID-19 haben – und schützen Sie Ihre Mitmenschen, indem Sie Menschenansammlungen meiden und einfache Hygieneregeln beachten.

2

Wie wird das neuartige Coronavirus übertragen?

»Nach allem, was wir wissen...« Kaum ein Halbsatz fiel in den ersten Wochen und Monaten 2020 so häufig, wenn es um das neuartige Coronavirus ging. Verunsicherung war selbst unter Experten zu spüren, zu wenig ist über SARS-CoV-2 immer noch bekannt und durch wissenschaftliche Studien belegt.

Worüber man immerhin relativ schnell Bescheid wusste, war, wie das Virus von Mensch zu Mensch übertragen wird, nämlich vornehmlich über Tröpfcheninfektion. Wie bei vielen anderen Erkrankungen im Bereich von Mund, Nase, Rachen und Lunge auch. Die Viren haften an winzigen Speicheltröpfchen, diese werden beim Husten oder Niesen mit der Atemluft nach außen geschleudert. In einem feinen Tröpfchennebel wirbeln sie durch die Luft und setzen sich, einmal eingeatmet, im schlechtesten Fall auf den Schleimhäuten eines anderen Menschen fest. Dort docken die Coronaviren an Zellrezeptoren an, bewirken, dass ihr genetischer Bauplan in die Zelle aufgenommen wird, und programmieren sie so um, dass dort neue infektiöse Viruspartikel heranreifen.

Eine Übersichtsstudie von Wissenschaftlern der Ruhr-Universität Bochum zeigte, dass Coronaviren bei Zimmertemperatur vier bis fünf Tage, in Ausnahmefällen sogar bis zu neun Tage lang auf Flächen überleben können und infektiös bleiben. Kälte und hohe Luftfeuchtigkeit erhöhen die Überlebenschancen. Ob diese Zahlen auch auf Coronaviren vom Typ SARS-CoV-2 anzuwenden sind, ist noch nicht geklärt. Das Robert Koch-Institut misst Schmierinfektionen, bei denen Krankheitserreger zum Beispiel über die Berührung von Türklinken oder Lichtschaltern überspringen, hinsichtlich COVID-19 nur eine untergeordnete Rolle bei. Ein weiterer beruhigender Hinweis aus der Forschung: Offenbar wird das Virus nicht über den Stuhl verbreitet. Zwar lässt sich das Erbgut von Viren in Stuhlproben nachweisen, im Laborversuch konnte man Zellproben damit aber nicht infizieren.

Trotzdem hat es SARS-CoV-2 leichter als jene Viren, die die SARS-Epidemie von 2002/2003 ausgelöst haben und vergleichsweise tief in der Lunge sitzen, also ausschließlich tiefere Atemwege befallen. SARS-CoV-2-Viren dagegen vermehren sich sehr zahlreich auch schon weiter oben im Rachenraum. Von dort haben sie einen deutlich kürzeren Weg zu einem neuen Wirt als von Lunge zu Lunge. Dies erleichtert die Verbreitung enorm und macht das neuartige Coronavirus so viel ansteckender. Wie viele Tage man danach infektiös bleibt, ist noch nicht final geklärt. Viren, die sich vermehren können, wurden im Auswurf bis zu acht Tage lang nach Symptombeginn nachgewiesen. Für genauere Aussagen sind aber noch weitere Studien nötig.

In der Lunge steckt deutlich mehr Immungewebe als im Rachen. Deswegen macht sich dort ein Krankheitsgefühl wesentlich schneller bemerkbar. SARS-Patienten gingen vergleichsweise früh zum Arzt und konnten dementsprechend schnell isoliert werden – noch bevor sich die Viren so stark vermehrt hatten, dass sie im oberen Rachenraum in ausreichender Menge vorhanden waren. Dies ist bei COVID-19 anders: Symptome wie trockener Husten, Kratzen im Hals oder Fieber werden – wenn überhaupt – im Durchschnitt erst nach fünf oder sechs Tagen wahrgenommen. Bis dahin sind die Betroffenen aber bereits einige Tage lang infektiös, ohne es zu bemerken. Ein Schreckensszenario, wenn es darum geht, eine Infektionskrankheit einzudämmen.

Dies gilt als gelungen, wenn man die sogenannte Basisreproduktionszahl unter 1,0 gedrückt hat. Dieser Wert gibt an,

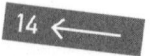

wie viele Menschen ein Infizierter im Durchschnitt ansteckt. Für SARS-CoV-2 ging das Robert Koch-Institut anfangs von einem Wert zwischen 2,4 und 3,3 aus. Zum Vergleich: Bei den Masern liegt die Basisreproduktionszahl zwischen 12 und 18. Die Masern sind also deutlich ansteckender als COVID-19.

Das effektivste Mittel, um sich vor einer Infektion mit Viren vom Typ SARS-CoV-2 zu schützen, ist vergleichsweise banal. Die Hände gründlich mit Seife zu waschen setzt Coronaviren fast komplett auf inaktiv – eventuell sogar zuverlässiger als Desinfektionsmittel, die ihrerseits mindestens 62 Prozent Alkohol enthalten sollten, um die Erreger unschädlich zu machen. Gerade für medizinisches Personal sind Desinfektionsmittel unverzichtbar, da Alkohol sehr schnell und effektiv wirkt. Im Dauereinsatz trocknet er die Haut aber aus und lässt sie spröde werden. Für den Hausgebrauch erfüllen Wasser und Seife denselben Zweck, dies aber wesentlich schonender für Haut und Umwelt.

TIPP: Um sich und andere vor einer Infektion mit SARS-CoV-2 zu schützen, befolgen Sie dieselben Hygienemaßnahmen wie in jeder Grippesaison: Halten Sie beim Husten und Niesen die Armbeuge vor Mund und Nase – nicht die Handfläche. Die Hände sollten Sie möglichst häufig gründlich mit Seife waschen. Greifen Sie sich möglichst selten ins Gesicht und entsorgen Sie Taschentücher in einem Mülleimer mit Deckel.

3.

Wie gefährlich ist COVID-19?

Woran misst man überhaupt, wie bedrohlich ein Krankheitserreger ist? Ist es die schlichte Zahl der Todesopfer? Oder taugt eher ein Maß, das wiedergibt, wie infektiös ein Virus ist, wie schnell es also überspringt und sich weiter ausbreitet? Vermutlich ist dies auch Sache der Perspektive. In der Zukunft wird einmal vor allem in Erinnerung bleiben, wie viele Menschenleben die Corona-Pandemie weltweit gefordert hat. Während diese Pandemie aber akut stattfindet und sich ausweitet, ist die wichtigste Frage, wie rasant ein Virus wuchert.

Abzulesen ist dies an einem Kurvendiagramm, das die Zahl der Neuinfektionen abbildet. Anfangs steigt die Kurve typischerweise flach und langsam an, dann zweigt sie sprunghaft nach oben ab, bricht fast senkrecht aus und flacht irgendwann wieder ab. In der Sprache der Mathematik verläuft das Wachstum »exponentiell«. So auch bei SARS-CoV-2. Wenn ein Infizierter den Erreger nicht nur an einen einzigen Menschen weitergibt, sondern an mehrere und diese jeweils wiederum an mehrere und diese auch wieder an mehrere, wächst die Zahl der angesteckten Menschen nicht linear, sondern nimmt irgendwann den fast direkten Weg nach oben.

Anfangs, wenn die Kurve noch flach verläuft, wird solch eine Entwicklung naturgemäß häufig unterschätzt. Im Fall des neuartigen Coronavirus dauerte es aber nicht lange, bis zunächst Virologen, wenig später dann auch Bundeskanzlerin Angela Merkel davon ausgingen, bis zu 70 Prozent der Deutschen könnten sich anstecken. Die Frage ist nur, wie schnell es dazu kommt.

Als das neuartige Virus in Europa angekommen war und sich in Norditalien die Infektionsketten nicht mehr lückenlos zurückverfolgen ließen, veränderte sich bei Virologen genauso wie bei Politikern die Rhetorik. Es war nicht mehr sosehr die Rede davon, das Virus aufhalten zu wollen. Die vermeintlich bescheidenere Hoffnung war nun, seine Ausbreitung zu verlangsamen. Möglichst, bis die laufende Grippewelle zu Ende geht und Krankenhäuser wieder mehr freie Betten anbieten können. Denn dringend behandlungsbedürftige Menschen würden sie benötigen, so die wenig optimistische, aber realistische Erwartung.

Vergleicht man das neuartige Coronavirus mit den ungemein ansteckenderen Erregerviren von Masern oder Ebola, verhält sich SARS-CoV-2 beinahe träge und schwerfällig. Ist der Vergleichsmaßstab aber SARS, beweist es sich als recht durchsetzungsstark. Zum Zeitpunkt, als die Corona-Epidemie nach Europa überschwappte, steckte ein Infizierter vermutlich zwischen 2,4 und 3,3 andere Menschen an. Damit das Wachstum exponentiell abhebt, kann dies ausreichen. Fachleute tun sich mit solchen Einschätzungen allerdings schwer, weil niemand die Dunkelziffer kennt, von der das Virus in seinem Expansionsstreben profitiert: Weil ein großer Teil der infizierten Menschen ohne Beschwerden bleibt, werden sie zum Krankheitsüberträger, ohne es zu ahnen. Von einer Infiziertenstatistik werden sie nicht erfasst. Indirekt hinterlassen sie erst viel später ihre Spuren in einem anderen Zahlenwerk: der Statistik der Todesopfer.

Die bessere Fragestellung ist deswegen vielleicht nicht, wie gefährlich ein Virus pauschal ist, sondern für wen genau es eine ernste Bedrohung darstellt. Während der SARS-Pandemie in den Jahren 2002 und 2003 starben knapp 11 Prozent der Menschen, die sich infiziert hatten. Eine Auswertung der ersten 72 314 COVID-19-Fälle aus China, die im Februar 2020 im Fachblatt JAMA veröffentlicht wurde, bescheinigt für das neuartige Coronavirus eine ähnlich hohe Sterberate in der Altersgruppe der 70- bis 79-Jährigen – aber auch nur für diese Altersgruppe. Bei den über 80-Jährigen waren es fast 15 Prozent, die dem Virus erlagen, bei Jüngeren lag die Quote aber deutlich niedriger. Inwieweit sich diese Zahlen überhaupt auf Europa übertragen lassen, ist noch unklar. Zu unterschiedlich sind jeweils die medizinische Versorgung vor Ort, die Quarantänemaßnahmen sowie die Aussagekraft der Datenerhebung. Für Europa schätzen Experten, dass die Corona-Sterberate letztlich bei 0,7 Prozent liegen wird: also bei sieben Toten unter 1000 Infizierten. Zum Vergleich: Bei einer Grippe liegt sie zwischen 0,1 und 0,2 Prozent. Solche Angaben im Promillebereich mögen harmlos klingen. Trotzdem musste das Robert Koch-Institut (RKI) in der vergleichsweise harten Grippesaison 2017/2018 allein in Deutschland mehr als 25 000 Grippetote registrieren.

Ähnlich wie bei der Grippe steigt auch beim neuartigen Coronavirus mit zunehmendem Lebensalter die Wahrscheinlichkeit, dass eine Infektion einen schweren oder gar tödlichen Verlauf nimmt. Zur Gruppe mit erhöhtem Risiko zählen außerdem Menschen, deren Immunsystem ohnehin geschwächt ist. Sei es, weil sie sich gerade von einer Grippe erholen, unter einer Erkrankung wie AIDS leiden oder sich im Zuge einer Krebserkrankung einer Chemo- oder Strahlentherapie unterziehen müssen. Dasselbe gilt für Menschen nach einer Organtransplantation, die Immunsuppressiva einnehmen. Diese Medikamente sollen verhindern, dass das Spenderorgan abgestoßen wird.

Überraschend stark fällt auch der Faktor Geschlecht ins Gewicht. Die Sterberate ist bei Männern höher als bei Frauen. Vermutlich liegt dies daran, dass Männer im Durchschnitt häufiger rauchen und Vorerkrankungen wie einen schlecht eingestellten Diabetes mellitus, Bluthochdruck oder chronische Erkrankungen der Atemwege haben. All dies sind Faktoren, die das Risiko von COVID-19 erhöhen.

Deutlich besser sieht es für Kinder aus. Erste Analysen weisen darauf hin, dass sie sich zwar genauso häufig mit SARS-CoV-2 anstecken wie Erwachsene. Bei ihnen scheint die Krankheit aber so gut wie nie auszubrechen – oder zumindest nur in sehr schwacher Ausprägung. Scheinbar kommt ihr Immunsystem mit den Eindringlingen besser zurecht. Auch Schwangere müssen sich laut WHO nicht mehr Sorgen machen als andere Menschen in derselben Altersgruppe.

Wer in einem Virus keine größere Gefahr für die eigene Gesundheit erkennen kann, mag verleitet sein, die Gefahr herunterzuspielen. Vielleicht macht aber genau diese Versuchung, sich in Sicherheit zu wägen, das neuartige Coronavirus zu der Bedrohung, die es ist. Menschen, die zum Virenträger werden, ohne es zu bemerken, personifizieren diese schwer greifbare Gefahr. Wenn das soziale Leben heruntergefahren wird, Messen und sämtliche Sportveranstaltungen abgesagt werden, Kindergärten, Schulen und alle Kultureinrichtungen schließen, mag das manchem übertrieben erscheinen. Alten und kranken Menschen, für die COVID-19 eine ganz reale Bedrohung ist, steht aber der Schutz einer Gesellschaft und ihres Gesundheitssystems zu.

Soll die Kurve im Infektionsdiagramm nicht zu steil nach oben schießen, gilt es, Infektionsketten zu durchbrechen. Mit halbherzigen Maßnahmen kann dies kaum gelingen. Diese Lehre lässt sich aus der Medizingeschichte ziehen. Aktuell schreiben wir ein neues Kapitel dieser Geschichte. Mit noch offenem Ausgang.

TIPP: Wenn Sie Menschen in Ihrem Umfeld haben, die zur Risikogruppe gehören – also vor allem Ältere und Menschen mit Vorerkrankungen –, seien Sie besonders vorsichtig. Bei ihnen ist die Wahrscheinlichkeit deutlich erhöht, dass eine Infektion bedrohlich verläuft.

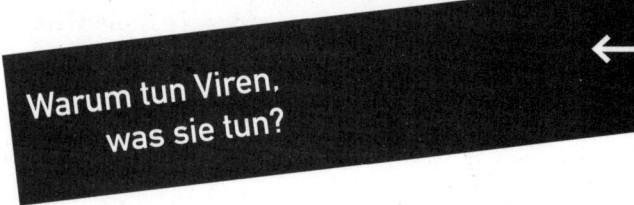

4

Warum tun Viren, was sie tun?

Eines vorweg: »Tun« ist natürlich der völlig falsche Begriff. Er würde voraussetzen, dass Viren einen Willen und ein Bewusstsein haben. Hierfür sind sie aber viel zu einfach aufgebaut. Sie bestehen schlicht aus einer Eiweißhülle, in der Erbinformation enthalten ist. Bei kleineren Viren sind es gerade einmal vier Gene, bei komplexeren mehrere Hundert. Von einem Gehirn oder gar Intelligenz keine Spur.

Selbst ob sie überhaupt zu den Lebewesen zählen, ist unter Biologen umstritten. Hierzu müssten Viren streng genommen ohne fremde Hilfe überleben und sich vermehren können. Bei beiden Aufgaben fallen sie glatt durch. Anders als Bakterien haben Viren keinen eigenen Stoffwechsel. Um sich zu vermehren, sind sie auf Zellen eines lebenden Organismus angewiesen. Solch ein Wirt können Bakterien und Pflanzen genauso wie Tiere oder Menschen sein.

Was nach Gastfreundschaft oder Partnerschaft klingen mag, ist – stark vereinfacht dargestellt – eine feindliche Übernahme. Gemäß dem Prinzip von Schlüssel und Schloss kann ein Virus an jenen Rezeptoren auf der Hülle einer Wirtszelle andocken, die zusammenpassen. Über ein winziges Loch in der Zellwand schleust der Eindringling sein Erbgut in die Zelle ein und funktioniert diese zur Gebärmaschine für den eigenen Nachwuchs um. Gemäß dem Genbauplan des Virus beginnt die Zelle, den Störenfried in einzelnen Bestandteilen nachzubauen. Eine von einem Influenzaerreger befallene Wirtszelle kann auf diese Art mehrere Tausend Viren produzieren, bevor ihre Hülle platzt und die Brut freigesetzt wird.

Das Programm sieht weiter vor, dass die Viren nun ihren Weg zu einem neuen Wirt finden. Auch dieser Schritt geht zulasten des Wirtsorganismus. Viren können krank machen. Entweder zerstören sie die Zelle direkt, oder aber die körpereigenen Abwehrzellen des Opfers attackieren die befallenen Zellen. Zerstörung um der Zerstörung willen?

Mitnichten. Dem Wirt zu schaden kann Teil des virentypischen Expansionsstrebens sein und folgt einem evolutionär cleveren Plan. Werden in großem Maßstab Zellen zerstört, setzen – so die gängigen biologischen Theorien – Entzündungsreaktionen ein, die sich als Krankheitssymptome bemerkbar machen. Muss ein Mensch mit Erkältungsanzeichen husten oder niesen, verteilen sich mit dem Tröpfchennebel die Viren in der Umgebung. Ein ähnliches Spiel bei Magen-Darm-Infektionen: Auch über den Stuhlgang, besonders effizient durch Brechdurchfall, können sich Viren ausbreiten.

Nicht jeder Vertreter ist gleich zerstörerisch. Während die meisten der Krankheitserreger, die sich ein Mensch im Laufe seines Lebens einfängt, unbemerkt bleiben, verläuft eine Infektion mit Tollwutviren fast immer tödlich. Dabei ergibt dieser Maximalschaden eigentlich kaum Sinn. Ein toter Wirt hilft nicht mehr, sich auszubreiten. Die nachhaltigste Strategie ist offenbar, eine Balance aus Schaden und Schonung zu finden. Dass sich dieses Gleichgewicht erst nach und nach einstellt, könnte der Grund dafür sein, warum viele Viren, die gerade erst den Weg von einem Wirtstier zum Menschen gefunden haben, anfangs besonders heftig wüten. Wie vermutlich bei SARS-CoV-2.

All dies geschieht in einem Anpassungsprozess, den Viren besonders gut beherrschen. Permanent verändert sich ihre DNA. Diese Mutationen sind zufällige Launen der Natur, ein evolutionäres Spiel, in dem sich Viren an ihre Umgebung adaptieren und darauf lauern, einen Treffer bei einem neuen, passenden Wirt zu landen. Bis es so weit ist, vermehren sich einige Typen im Stillen in einem Zwischenwirt, ohne diesem zu schaden – auf dem Weg zum Menschen geschieht dies besonders erfolgreich scheinbar in Fledermäusen.

Wenn dann ein Virus über ein weiteres Säugetier auf den Menschen überspringt, nennen Biologen diesen Schritt eine Zoonose. Nicht erst bei SARS-CoV-2 kam es wahrscheinlich zu solch einer Kette, sondern zuvor bereits bei Krankheiten wie MERS oder Ebola. Aus einer Tierseuche wird eine für Menschen gefährliche Krankheit.

Die Familie der Coronaviren ist seit den 1960er-Jahren bekannt. Damit in Verbindung gebracht wurden lange recht harmlose Erkältungssymptome, mit denen man sich arrangiert hatte – bis ein neuartiges Coronavirus der Familie zu zweifelhaftem Ruhm verhalf: Ab dem Jahr 2002 forderte die SARS-Pandemie mehr als 800 Tote. In etwa genauso viele waren es zehn Jahre später durch MERS. Weil Viren so wandlungsfähig sein können, wird die Medizin nie ganz ausschließen können, dass es zu neuen Epidemien kommt. Wie bei den jährlichen Grippewellen, die aufgrund der schnell mutierenden Influenzaviren von Mal zu Mal unterschiedlich stark ausfallen und für jede Saison einen neuen Impfstoff erforderlich machen.

Wissenschaftler haben noch nicht bis ins letzte Detail verstanden, wie dieses Programm des Vermehrens durch Zerstören abläuft. Selbst wenn dies eines Tages gelingen sollte, sind besonders anpassungsfähige Viren immer einen Schritt voraus: dem Immunsystem ihres Wirts genauso wie der Forschung.

TIPP: Neben Hygienemaßnahmen sind Impfungen das effektivste Mittel, um sich vor Krankheitserregern wie Viren und Bakterien zu schützen. Nehmen Sie beim nächsten Arztbesuch Ihren Impfpass mit und überprüfen Sie ihren Status. Impfungen gegen Krankheiten wie Pneumokokken, Masern oder Hepatitis lassen sich auffrischen – und nachholen.

5

Wer lässt sich Namen wie SARS-CoV-2 und COVID-19 einfallen?

Die Namensähnlichkeit ist rein zufällig. Der mexikanischen Biermarke ist sie trotzdem zum Verhängnis geworden: 10 Prozent weniger Umsatz standen im ersten Quartal 2020 für »Corona Extra« zu Buche, das zum Konzern AB InBev gehört. Gleichzeitig hatten sich bei Google Suchanfragen nach einem gewissen »Biervirus« gehäuft. Dabei haben Gerstensaft und Virus rein gar nichts gemeinsam – außer dem Namen.

»Corona« ist das lateinische und spanische Wort für Krone oder Kranz. Taucht es auf einem Bierdeckel auf, bezieht es sich konkret auf das spanische Königshaus. Geht es dagegen um Virenverdacht, sind die nur unter dem Mikroskop sichtbaren, etwa 20 Nanometer großen, keulenförmigen Spitzen angesprochen, die die Hülle eines Coronavirus umgeben und es an eine Krone erinnern lassen.

Seit den 1960er-Jahren ist diese Art von Viren bekannt. Jene Unterart, die die Lungenerkrankung COVID-19 hervorruft, wurde am 11. Februar 2020 offiziell auf den Namen SARS-CoV-2 getauft. Die Patenschaft hat das International Committee on Taxonomy of Viruses (ICTV) übernommen, ein international besetztes Gremium von renommierten Virologen. Es findet sich immer dann zusammen, wenn es gilt, einem neu entdeckten Virus einen geeigneten Namen zu verpassen. Im Falle von SARS-CoV-2: »SARS«. Die Abkürzung steht für »Severe Acute Respiratory Syndrome«, also ein schweres akutes Atemwegssyndrom. »CoV« bezeichnet die Familie der Coronaviren. Die Zahl »2« deutet schließlich den Unterschied zum ersten SARS-Erreger an.

Am selben Tag Mitte Februar legte sich auch die WHO auf den Namen der Lungenerkrankung fest, die das neuartige Virus auslöst: COVID-19. »CO« steht für Corona, »VI« für Virus, »D« für »disease«, also Krankheit, und »19« für das Jahr, in dem sie erstmals aufgetreten ist.

Das zeugt nicht von besonders viel Einfallsreichtum. Darum geht es der WHO spätestens seit 2015 aber auch nicht. Damals hatte man sich eingestehen müssen, dass der Name einer Krankheit Menschen und Tiere in Verruf bringen kann. Der Erreger der 2009/2010 grassierenden Schweinegrippe hatte zwar Bruchstücke des Schweineinfluenzaerregers in sich, wurde aber von Mensch zu Mensch übertragen. In Infektionsketten tauchten Schweine gar nicht mehr auf. Trotzdem verboten einige Länder, deren Fleisch zu importieren. Millionen von Tieren wurden geschlachtet – aus heutiger Sicht unnötigerweise.

Auch ein Blick weiter in die Vergangenheit zeigt, wie sehr ein Krankheitsname Ressentiments schüren kann: Die Syphilis wurde in Deutschland einst als »Franzosenkrankheit« bekannt. Ebendort sprach man von der Geschlechtskrankheit als »Neapolitanischem Malheur« oder der »Polnischen Krankheit«. In Polen wiederum vermutete man die Quelle der »Deutschen Krankheit« eher beim Nachbarn westlich der Oder. Heute weiß man, dass Viren und Bakterien sich nicht von nationalen Grenzen einschränken lassen. (Dass die Syphilis aktuell weltweit ein Comeback feiert, ist eine andere Geschichte.)

Trotzdem machte die WHO im Jahr 2012 noch einmal denselben Fehler, als sie MERS, das »Middle East Respiratory Syndrome« – ebenfalls hervorgerufen durch Coronaviren –, durch die Namenswahl auf den Mittleren Osten einengte. In Saudi-Arabien war die Krankheit im April 2012 erstmals aufgetreten. Viele Menschen in der Region empfinden dies bis heute als diskriminierend. Denn wenn sich ein Begriff im Sprachgebrauch erst einmal eingebürgert hat, verschwindet er nicht mehr so schnell.

Umso sorgfältiger geht die WHO inzwischen vor und hat sich Regeln auferlegt: Krankheitsnamen sollen in Zukunft nicht mehr direkt Bezug auf Orte, Angehörige von ethnischen oder religiösen Gruppen sowie Tierarten nehmen. Tabu sind daneben Adjektive wie »tödlich« oder »unbekannt«, um keine unnötigen Ängste zu schüren. Auch eine Infektionskrankheit wie das Ebolafieber würde konsequenterweise in Zukunft nicht mehr nach einem Fluss im Kongo benannt werden.

In der demnächst erscheinenden ICD-11-Liste, in der die WHO alle bekannten Erkrankungen aufführt, wird es 55 000 Codes für Krankheiten, Verletzungen und Todesursachen geben. Angesichts dieser Masse wird deutlich, wie schwierig es ist, neue griffige und eindeutige Namen zu finden. Mit COVID-19 wird die Weltgesundheitsorganisation (WHO) keinen Kreativpreis gewinnen. Eine Benachteiligung wird durch den Begriff aber vermutlich niemals jemand erfahren. Von einer Biermarke mal abgesehen.

TIPP: Wenn Sie sich inhaltlich korrekt ausdrücken möchten, sprechen Sie vom »neuartigen Coronavirus«. Es gibt verschiedene Typen von Coronaviren, SARS-CoV-19 ist nur einer davon.

6

Wer ist »Patient null«?

Nicht allzu viele Menschen in Deutschland können wohl von sich behaupten, jemals auf einem chinesischen Wildtiermarkt gewesen zu sein. Ein mehr oder weniger konkretes Bild von der Szenerie haben inzwischen vermutlich trotzdem viele vor Augen. Genau hier, auf dem Fisch- und Wildtiermarkt in der chinesischen Millionenmetropole Wuhan, muss es gewesen sein, dass diese winzige Laune der Natur zuschlug: Ein Virus mutiert. Es verbreitet sich. Es wirkt sich gefährlich auf die Gesundheit von Menschen aus.

So geht die bislang schlüssigste Theorie, die erklären würde, warum sich im Dezember 2019 in der chinesischen Region Hubei die Fälle einer bislang unbekannten Form von Lungenentzündungen häuften. Kurz darauf sollte sich herausstellen, wie rasend schnell dieses neuartige Virus die globalisierte Welt umrundet, ausgehend von diesem minimal kurzen Wimpernschlag der Biologie und vom ersten infizierten Menschen auf einem Markt in Wuhan.

Bei gefährlichen Infektionskrankheiten ist dann die Zeit für penible Detektivarbeit gekommen. Mediziner machen sich auf die Suche nach Patient null (auch Patient zero oder Indexpatient), also jenem Menschen, von dem die Seuche ausgegangen ist. Im Idealfall lassen sich daraus Erkenntnisse ableiten, wie sich ein bestimmtes Virus verhält, unter welchen Umständen es von einem Wirt zum nächsten springt. Und welche weiteren Personen aus dem Umfeld als potenzielle Virenträger infrage kommen, um sie sofort zu isolieren. Die Suche nach Patient null ist insofern eine höchst relevante

Fragestellung für die Medizin – auch zuletzt in China, Norditalien oder in Bayern.

Damit zum Beispiel Webasto: Der erste Ort, an dem das neue Coronavirus Ende Januar nachweislich in Deutschland gelandet war, ist die Firmenzentrale des Automobilzulieferers Webasto bei Starnberg. Eine Geschäftsreisende aus China hielt dort Seminare. Sie fühlte sich etwas unwohl, aber nicht wirklich krank. Zurück in China wurde die Frau positiv auf SARS-CoV-2 getestet. Ohne es zu ahnen, wurde sie zur Patientin null des deutschen Gesundheitssystems. Dieses erste sogenannte Infektionscluster, also die lokale Ansteckungsballung, brachten die zuständigen Gesundheitsämter unter Kontrolle, weil die Detektivarbeit schnell begann. Alle Kontaktpersonen konnten ermittelt werden, sie begaben sich in Quarantäne, die Firma machte für zwei Wochen dicht, und das Virus erfuhr im Landkreis Starnberg erst einmal einen Dämpfer.

Weniger erfolgreich verlief kurz darauf die Spurensuche im nordrhein-westfälischen Landkreis Heinsberg, nahe der niederländischen Grenze, wo ein Ehepaar die für COVID-19 typischen Krankheitssymptome zeigte. Die Spur, auf welchen Wegen sich wer bei wem angesteckt hatte, verlor sich auf einer Sitzung des örtlichen Karnevalsvereins. Zu rekonstruieren war der Verlauf nicht mehr. Kurz darauf wurde der ganze Landkreis von den Behörden zum ersten vom Coronavirus »besonders betroffenen Gebiet« erklärt.

Spätestens wenn sich die einzelnen Glieder einer Infektionskette nicht mehr zusammenfügen lassen und eine Erkrankung die Schwelle zur Epidemie überschreitet – sich also unkontrolliert ausbreitet –, weitet sich der Fokus der Forschung und der Behörden immer weiter weg vom Patienten null.

Daneben macht sich schnell noch eine weitere Gefahr breit, nämlich dass Schuldzuweisungen und Stigmatisierung über das Label »Patient null« gesellschaftsfähig werden. »Seuchenschleuder« ist noch eine der harmloseren Anschuldigungen, denen sich positiv auf das Coronavirus getestete Menschen am öffentlichen Pranger der sozialen Medien ausgesetzt sahen.

Auch der Firmenname Webasto brandete im März noch einmal im Zusammenhang mit der Coronakrise hoch. Zu diesem Zeitpunkt wütete die Pandemie in Norditalien bereits. Italienische Forscher hatten Gensequenzen von in München und später in der Gegend von Mailand isolierten Viren untersucht. Sie stellten große Ähnlichkeiten fest. Schnell entspann sich daraus der Vorwurf, das »deutsch-chinesische Virus« sei schon im Januar bei Geschäftsreisen von Webasto-Mitarbeitern nach Norditalien eingeschleppt worden. Wissenschaftlich lässt sich die These nicht final erhärten. Viel wahrscheinlicher ist, dass SARS-CoV-2 auf mehreren Wegen nach Europa gekommen ist. In Zeiten, in denen die europäischen Nationalstaaten die Grenzen hochfuhren und sich voneinander abschotteten, traf die Theorie als Narrativ aber scheinbar einen Nerv. Schuldzuweisungen scheinen Sicherheit zu geben, wenn eine unbekannte Krankheit Verunsicherung stiftet.

Dass die Suche nach Patient zero tatsächlich dazu beitragen kann, eine Krankheit einzudämmen, beweist das Beispiel der Köchin Mary Mallon, die als »Typhus-Mary« bekannt wurde. Kurz nach dem Jahr 1900 verbreitete sich die von Salmonellen verursachte Infektionskrankheit über ganz New York. Mit gutem Spürsinn machten Ärzte schließlich Mallon als »Superspreader« ausfindig. Sie selbst zeigte zwar keine Typhussymptome und wusste nichts von ihrer Infektion. Trotzdem hatte sie 53 Menschen angesteckt. Die Krankheit häufte sich auffällig in einigen wohlhabenden Familien. Deren Gemeinsamkeit: Sie alle hatten »Typhus-Mary« als Köchin beschäftigt.

Die Medizingeschichte zeigt aber auch, wie es Ressentiments und Homophobie schüren kann, einen einzelnen Menschen als Keimzelle einer Krankheit zu brandmarken. Vor allem, wenn man so falschliegt wie bei Gaëtan Dugas. Der kanadische Flugbegleiter galt jahrzehntelang als jener Mann, der das HI-Virus nach Kalifornien gebracht hatte und für viele Infektionen in seinem Umfeld verantwortlich gewesen sein soll. Dass das Virus schon 1970, also viel früher, in die USA gelangt war und Dugas nichts damit zu tun hatte, konnte erst eine Studie im Jahr 2016 rekonstruieren. Die Forscher hatten Genomschnipsel aus fast 40 Jahre alten Bluttests untersucht und verortet, dass HIV von der Karibik aus nach New York gekommen war. Seine Rehabilitation von dem falschen Mythos hat Dugas nicht mehr erlebt, er ist 1984 an den Folgen der AIDS-Erkrankung gestorben.

Dass im Grunde schon der Begriff »Patient null« der falsche ist, auch das zeigt die Akte Gaëtan Dugas. Die US-Gesundheitsbehörde listete ihn als Patienten mit der Kennziffer »O57«: der 57. Fall, der von außerhalb Kaliforniens stammte, abgekürzt durch den Großbuchstaben »O« für »Outside of California«. Versehentlich wurde aus dem Buchstaben später eine Null, und aus Fall »O57« der »Patient zero«. Insofern sollte in der Überschrift dieses Kapitels vielleicht treffender »Patient eins« stehen …

TIPP: Niemand infiziert sich absichtlich mit einem Krankheitserreger. Schuldzuweisungen sind fehl am Platz, vor allem, wenn man sich an die jeweils aktuell geltenden Regeln hinsichtlich Hygiene und Quarantäne gehalten hat.

7

Ob Rhesusaffen Stolz darüber empfinden, welch große Bedeutung sie für das medizinische Wissen haben, ist nicht bekannt. Zu verdanken hat ihnen die Forschung jedenfalls viel. Im Jahr 1940 wurde an Rhesusaffen der nach ihnen benannte Rhesusfaktor nachgewiesen. Mit ihm lassen sich Blutgruppen feiner unterscheiden, was Sicherheit bei Bluttransfusionen gibt. Und 1959 waren die beiden Rhesusaffendamen Able und Miss Baker die ersten Tiere, die einen NASA-Ausflug in den Weltraum überlebt und wichtige Erkenntnisse darüber mitgebracht haben, wie der Körper auf Schwerelosigkeit reagiert.

Auch das Immunsystem dieser Makakenart funktioniert recht ähnlich wie das des Menschen. Anfang 2020 waren vier Rhesusaffen die ersten Tiere, die im Labor zu Testzwecken mit dem neuartigen Coronavirus infiziert wurden. Alle vier zeigten für COVID-19 typische Symptome, darunter eine Lungenentzündung. In Nase, Rachen, Lunge und im Darm ließen sich die Viren nachweisen. Vier Wochen später wurde ihr Immunsystem erneut mit einer hohen SARS-CoV-2-Dosis konfrontiert. Weder Symptome noch Spuren des Virus zeigten sich kurz darauf im Körper der Affen. Die Primaten hatten Antikörper gebildet und waren dagegen gewappnet, ein weiteres Mal zu erkranken.

Alle Strategien, die Ausbreitung des neuartigen Coronavirus einzubremsen, bauen darauf auf, dass auch Menschen nach einer Infektion dagegen immun sind – zumindest so lange, bis ein wirksamer Impfstoff bereitsteht. Einen kurzen Dämpfer erhielt diese Hoffnung, nachdem aus Japan und China Fälle gemeldet worden waren, mehrere Personen hätten sich ein zweites Mal infiziert. Diese Meldungen erwiesen sich aber als Fehlalarm. Vermutlich lassen sich Reste des Virenerbguts noch eine Weile nachweisen, ohne dass der Träger ansteckend wäre oder Symptome bemerkt.

Bei SARS-Viren, also einem verwandten Coronatypus, ist bekannt, dass eine Immunität zwar nicht ein Leben lang, aber immerhin zwischen drei und fünf Jahren anhält. Analog äußerten sich Forscher zurückhaltend optimistisch, bei SARS-CoV-2 könnte sie zumindest für eine weitere Saison fortbestehen. Um genauer Bescheid zu wissen, muss noch mehr Zeit vergehen, seitdem sich das neuartige Coronavirus an den Menschen angepasst hat.

Tag und Nacht, sommers wie winters, versuchen verschiedenste Krankheitserreger – Viren, Bakterien, Pilze –, in den menschlichen Körper einzudringen. Die allermeisten scheitern daran, das ausgeklügelte Bollwerk unserer Immunabwehr zu überwinden. Unterschiedliche Typen von Immunzellen sind ständig auf Patrouille, um körperfremde Eindringlinge zu erkennen und zu bekämpfen. Die Strategien sind recht vielfältig: Manche Immunzellen schütten Substanzen aus, die die Keime schädigen. Andere attackieren die Erreger direkt, Fresszellen verdauen sie dann. Oder die Eindringlinge werden markiert, um anderen, hoch spezialisierten Abwehrzellen den Weg zu weisen.

Welche Abwehrstrategie gegen welchen Erregertyp erfolgreich ist, muss das Immunsystem erst lernen. Beim ersten Kontakt – wie es während der aktuellen Corona-Pandemie der Fall ist – ist ein noch unbekanntes Virus im Vorteil. Sobald sich das Immunsystem aber einmal mit einem Keim auseinandergesetzt hat, speichert es ihn, bildlich gesprochen, im Immungedächtnis ab. Bei der nächsten Konfrontation kann es sofort die bewährten Abwehrtechniken abrufen.

Auf diesem Prinzip beruhen auch Impfungen: Per Spritze

werden abgeschwächte Erreger oder tote Bestandteile davon in den Körper eingeschleust. Mit solch einer »Light-Infektion« trainiert das Immunsystem, sich für die Zukunft zu rüsten und passgenaue Abwehrzellen sowie Antikörper zu bilden.

Diese Hürde kann ein Krankheitserreger nur umgehen, wenn er sich so stark verändert, dass ihn das Immunsystem nicht mehr identifizieren kann. Speziell Viren sind wahre Meister der Anpassung. Sie mutieren, verändern also ihr Erbgut. Zum Beispiel gegen Influenzaviren muss der Impfstoff jede Saison neu angepasst werden.

Wie wandelbar sich das neuartige Coronavirus in Zukunft präsentieren wird, ist noch nicht abzusehen. Wenn im Blut aber entsprechende Antikörper nachzuweisen sind, ist dies der bleibende Beleg für eine Infektion in der Vergangenheit. Solche Antikörpertests reagierten zunächst noch zu unspezifisch auf das neuartige Virus. Mit einer feiner austarierten Methode ließe sich endlich jene Dunkelziffer beleuchten, über die hochzurechnen ist, wie viele Menschen sich tatsächlich mit SARS-CoV-2 angesteckt haben – bis dahin aber in keiner Statistik aufgetaucht sind. Je deutlicher das Virus sein Gesicht zeigt, umso mehr dürfen Rhesusaffen hoffen, nicht noch einmal als Corona-Versuchskaninchen herhalten zu müssen.

TIPP: Ihre Abwehrkräfte können Sie stärken, indem Sie sich ausgewogen, mit vielen natürlichen Vitaminen ernähren, sich möglichst oft an der frischen Luft bewegen und ausreichend schlafen. Nahrungsergänzungsmittel benötigen Sie nur, wenn Sie einen echten Mangel haben.

Was bringen Atemschutzmasken wirklich?

In Krisenzeiten spielen wirtschaftliche Zusammenhänge häufig verrückt: Während die Börsenkurse im Zuge der Corona-Pandemie zusammensackten, konnten für Atemschutzmasken Fantasiesummen aufgerufen werden. Apotheken waren nicht mehr imstande, die Nachfrage zu bedienen. Aus den Lagerräumen von Krankenhäusern wurden letzte Reserven gestohlen. Der Markt war wie leer gefegt. Bis die Bundesregierung Anfang März 2020 einen Exportstopp für medizinische Schutzausrüstung verhängte sowie zehn Millionen Masken orderte.

Die Atemmaske wurde während der Corona-Pandemie weltweit zum Symbol einer Sicherheit, die es vermutlich gar nicht gibt. Bis heute fehlt ein wissenschaftlicher Nachweis, dass eine einfache Maske, wie sie in Apotheken und Drogerien verkauft oder gar selbst zu Hause genäht wird, vor einer Infektion mit Coronaviren schützt. Experten bezweifeln dies sogar. Zu grob ist das Vliesmaterial, als dass es jene Feinpartikel aufhalten könnte, über die Coronaviren übertragen werden.

Die Erreger werden von Mensch zu Mensch weitergegeben, neben der Schmier- vor allem über die Tröpfcheninfektion, also beim Händeschütteln, Husten oder Niesen. Die Viren packen sich auf Speicheltröpfchen, mit denen sie in feinen Wölkchen durch die Luft fliegen und sich im schlimmsten Fall in den Atemwegen eines anderen Menschen festsetzen. Genau hiervor, so das Versprechen, soll eine Atemschutzmaske schützen. Die einzige Barriere, vor der die Tröpfchen vermutlich haltmachen, sich in der Umgebung zu verteilen, ist allerdings der Gesichtsschutz, den ein bereits Infizierter trägt.

Vor dem Mund eines gesunden Menschen erfüllt die Maske lediglich einen – wenn auch nicht unwichtigen – Nebeneffekt: nämlich dass man sich mit den Fingern nicht so einfach ins Gesicht fassen kann. Sind die Masken also eher ein Schutz vor einer Schmier- und nicht, wie erhofft, vor einer Tröpfcheninfektion?

Die Weltgesundheitsorganisation (WHO) geht noch einen Schritt weiter und warnt davor, sich in einer vermeintlichen »Maskensicherheit« zu wähnen und die übrigen Schutzmaßnahmen zu vernachlässigen: also in die Armbeuge statt in die Hand zu niesen, Taschentücher nach der Benutzung in einen abschließbaren Mülleimer zu werfen, Abstand zu hustenden und niesenden Menschen zu halten und sich regelmäßig gründlich mit Seife die Hände zu waschen. Alles Maßnahmen, die ohnehin in jeder Grippesaison selbstverständlich sein sollten.

Übrigens: Ein Gegenstand, der ein idealer Nährboden für eine Schmierinfektion sein könnte, ist das Smartphone. Noch ist nicht final geklärt, wie lange Viren vom Typ SARS-CoV-2 auf unbelebten Flächen nachgewiesen werden können, laut neuerer Studien aber bis zu drei Tage. Also lieber einmal mehr das Display reinigen. Auch das gilt für Zeiten außerhalb eine Epidemie aber natürlich nicht weniger.

Trotz allem können Gesichtsmasken ihren Nutzen haben, vor allem für Ärzte und Pfleger. Spezielle Feinpartikelmasken sind in drei sogenannte FFP-Klassen eingeteilt. Je höher die Klasse, desto höher die Schutzwirkung. Wirksamer als die handelsüblichen Standard-Mundschutzmasken aus dem Drogeriemarkt sind sie alle, da sie spezielle Filter und Ventile haben. Für den Standard FFP3 zum Beispiel muss eine Maske mindestens 99 Prozent aller Partikel in der Atemluft bis zu einer Größe von 0,6 Mikrometern herausfiltern. Das Manko: Sie ist so unangenehm zu tragen, dass sie für den Alltag nicht infrage kommt.

Zusammenfassend gilt: Handelsüblicher Mundschutz hilft wahrscheinlich wenig gegen das neuartige Coronavirus. Hygiene schon. Dies befolgte übrigens auch die Queen: Erstmals in 68 Dienstjahren trug sie bei öffentlichen Empfängen neuerdings Handschuhe, wenn sie Menschen die Hand schüttelte. Egal, wie die politische Diskussion rund um eine Maskenpflicht läuft: Es gibt keinen wissenschaftlichen Nachweis über ihre Wirksamkeit.

TIPP: Einen sicheren Schutz vor Viren bieten Atemschutzmasken nicht. Lieber sollten Sie Hygienemaßnahmen nicht vernachlässigen: Hände waschen, sich möglichst wenig ins Gesicht fassen, in die Armbeuge niesen und Abstand zu niesenden und hustenden Menschen halten.

Am 26. Januar 2020 gab es in Berlin einen ersten Corona-Verdachtsfall: Eine Frau war von China kommend nach Deutschland eingereist und meldete sich in einem Krankenhaus mit Atembeschwerden. Sofort lief die Labormaschinerie an. Wenige Stunden später konnten Virologen der Charité Entwarnung geben. Sie hatten Proben der Frau untersucht und darin keine Spuren von Erbgut gefunden, die von dem neuartigen Virus stammen könnten. Die Newsticker meldeten das negative Ergebnis nüchtern, angesichts der sich überschlagenden Ereignisse in China ging die Nachricht fast unter.

Dabei war die Tatsache, wie schnell der Coronatest zur Verfügung stand, eigentlich eine medizinische Sensation. Oder nüchterner ausgedrückt: der Beweis, welch große Fortschritte die Forschung seit 2003 gemacht hat. Damals hatte es Prof. Christian Drosten, heute Leiter der Virologie an der Berliner Charité, in einer immensen Kraftanstrengung gemeinsam mit den renommiertesten Virologen weltweit geschafft, das Erbgut jenes Virus zu entschlüsseln, das die SARS-Epidemie ausgelöst hatte. Ganze zwei Monate nach dem Höhepunkt der Pandemie. So lange hatte es gedauert, das Genom komplett aufzudröseln.

Im Fall von SARS-CoV-2 war dies chinesischen Wissenschaftlern im Januar 2020 bereits nach wenigen Tagen geglückt. Online veröffentlichten sie die komplette Gensequenz, darunter die erste von Hunderten Zeilen Gencode: »attaaaggtt tataccttcc caggtaacaa accaaccaac tttcgatctc ttgtagatct«. Auf dieser Grundlage war es Christian Drosten mit seinem Team des

Deutschen Zentrums für Infektionsforschung (DZIF) in Berlin nur wenige Tage später gelungen, einen zuverlässigen Test auf den neuen Virentyp zu entwickeln. Das Protokoll stellte er online der ganzen Welt zur Verfügung.

Um das neuartige Virus nachweisen zu können, nimmt ein Arzt einen Abstrich aus dem Rachen und der Nase. Genauso gut eignet sich Auswurf, der ausgehustet wird. Kommt die Probe im Labor an, landet sie in einer Maschine für die Polymerase-Kettenreaktion (PCR): 1993 wurde der Erfinder des Verfahrens mit dem Nobelpreis ausgezeichnet, heute ist es eine Standardmethode in der Labordiagnostik. Selbst minimal kleine Spuren des Erbguts von Viren oder Bakterien lassen sich damit nachweisen. Bewährt hat sich die Methode auch bei Vaterschaftstests oder in der Gerichtsmedizin.

Die Probensubstanz wird gezielt auf unterschiedliche Temperaturen erwärmt und wieder abgekühlt, um biochemische Kettenreaktionen auszulösen. Die Spuren an Erbsubstanz, nach denen gefahndet wird, vervielfältigen sich daraufhin millionenfach. Fällt der Test positiv aus, wird er automatisch mit anderen Bruchstücken des Virengenoms wiederholt, um sicherzugehen, dass das Ergebnis stimmt. Bereits geringste Mengen der Erreger-DNA führen auf diesem Wege zu einem zuverlässigen Ergebnis mit einer Sicherheit von über 99 Prozent.

Ein negatives Resultat schließt die Möglichkeit einer Infektion trotzdem nicht komplett aus. Hat die Laborprobe eine schlechte Qualität, weil der Transport zu lang gedauert hat oder die Probe währenddessen nicht ausreichend gekühlt war, kann es zu falsch-negativen Ergebnissen kommen. Umso wichtiger, dass auf dem Weg ins Labor nichts schiefgeht. Proben mit Verdacht auf eine Coronavirus-Infektion dürfen nicht einfach in den Briefkasten gesteckt werden. Aus Sicherheitsgründen müssen sie als »Biologischer Stoff, Kategorie B« ausgewiesen sein und von einem Paketdienst geliefert werden – nachdem das Päckchen im entsprechenden Labor angemeldet wurde. Die Verpackung besteht aus drei Komponenten: dem Probengefäß, einem Schutzgefäß und einer Umverpackung – darauf die Telefonnummer einer verantwortlichen Person. Vier bis fünf Stunden dauert es, bis das Ergebnis da ist.

Während anfangs Proben aus ganz Deutschland an der Berliner Charité eintrafen, bieten den Test auf das neuartige Coronavirus mittlerweile mehr als 200 Labors an, genauso wie einige Gesundheitsämter. Da alles vollautomatisch abläuft, können größere Einrichtungen mehrere Hundert Tests am Tag bewältigen. Bis Ende März waren es bereits mehr als 350 000 Tests, die in Deutschland pro Woche durchgeführt wurden. Die Kapazitäten waren zeitweise ausgereizt. Besorgte Menschen mussten teils tagelang darauf warten, dass von ihnen ein Abstrich genommen wird. Oder dass der erlösende Anruf endlich kam, der Test sei negativ ausgefallen. Denn das Ergebnis kommt per Telefon.

Umso wichtiger, dass sich nur Personen testen lassen, die einen begründeten Verdacht haben. Dies einzustufen obliegt seit dem 28. Februar 2020 dem behandelnden Arzt. Nur dann übernimmt auch die gesetzliche Krankenversicherung die Kosten. 59 Euro kann ein Labor abrechnen. Wie viel Selbstzahler bezahlen müssen, variiert, mindestens aber 200 Euro.

Wie der Test genau abzulaufen hat, ist in Deutschland im Nationalen Pandemieplan festgelegt. Je nach Bundesland ist es aber unterschiedlich geregelt, ob der Hausarzt zu Hause vorbeikommt, ob man in der Hausarztpraxis einen Sondertermin erhält oder an ein Krankenhaus verwiesen wird. Wichtig also: Immer vorher anrufen und, falls der Arzt nicht nach Hause kommt, keine öffentlichen Verkehrsmittel benutzen, um sich dann ins volle Wartezimmer zu setzen. Zu hoch wäre die Infektionsgefahr für Mitmenschen.

Falls der Test positiv ausfällt, sind Arzt und Labor verpflichtet, das zuständige Gesundheitsamt innerhalb von 24 Stunden zu informieren und den Patienten umgehend zu isolieren.

TIPP: Der Test auf SARS-CoV-2 ist sehr zuverlässig und wird von der gesetzlichen Krankenversicherung bezahlt – wenn der Verdacht begründet ist. Wenn Sie Symptome bei sich bemerken (z. B. Halskratzen, trockenen Husten, Schüttelfrost oder Fieber), hat die Kassenärztliche Bundesvereinigung (KBV) eine telefonische Hotline unter 116 117 eingerichtet. Alternativ kontaktieren Sie das Bürgertelefon des Bundesgesundheitsministeriums unter 030 / 346 465 100.

Weitere Informationen auch unter
www.bundesgesundheitsministerium.de/coronavirus.html.

Auf dem Papier liest sich der Plan ziemlich schlüssig: Jeder Arzt und jeder Pfleger, der direkten Kontakt zu einem positiv auf das neuartige Coronavirus getesteten Patienten hat, soll für zwei Wochen in Quarantäne gehen. Quasi ein vorübergehendes, präventives Berufsverbot. So empfiehlt es das Robert Koch-Institut (RKI), die oberste deutsche Behörde für Infektionskrankheiten. Ärzte und Pfleger entwickeln sich besonders leicht zu »Superspreadern«. So bezeichnet man Fälle, die besonders viele Mitmenschen mit einem Virus infizieren. Nicht etwa, weil sie besonders viele Erreger in sich tragen würden, sondern weil sie besonders viele Sozialkontakte haben. Und das hat medizinisches Personal in der Regel. Viren mögen Körpernähe, Händeschütteln und Menschenmengen. Wenn sich eine Kettenreaktion in Gang setzt, in der Menschen kränker aus der Arztpraxis zurückkehren, als sie hingekommen sind, sich gleichzeitig immer mehr Pfleger und Ärzte selbst krankmelden und ausfallen, um die wachsende Flut an Patienten zu behandeln, wäre dies fatal.

Die RKI-Empfehlung ist insofern ein sehr umsichtiger Plan. Nur realistisch ist er nicht, wie sich schon ziemlich bald zeigte, nachdem die Corona-Pandemie Deutschland erreicht hatte. Zunächst in Nordrhein-Westfalen, später dann deutschlandweit, wichen Krankenhäuser und Praxen von der RKI-Vorgabe ab und behandelten trotz Kontakt zu Corona-Infizierten weiter.

Während einer Epidemie kämpfen Ärzte und Pfleger gegen Krankheitserreger an vorderster Front. Umso wichtiger ist,

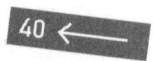

dass ein angemessenes Waffenarsenal bereitsteht. Dies ist nicht der Fall, wenn man einen Feind wie COVID-19 kaum kennt und keine wirksamen Medikamente und Impfstoffe im Köcher hat. Noch mal komplizierter wird es, wenn Desinfektionsmittel, Schutzkleidung, Einmalhandschuhe und Atemschutzmasken knapp werden. Die Weltgesundheitsorganisation beklagte bereits zu Beginn der Epidemie allerorten panische Hamsterkäufe bei Schutzausrüstung. Die Preise für OP-Masken hätten sich phasenweise im weltweiten Durchschnitt versechsfacht, die für Beatmungsgeräte verdreifacht und für Schutzkleidung mehr als verdoppelt. Ganze Lkw-Ladungen mit Atemschutzmasken wurden gestohlen, Desinfektionsmittel von Intensivstationen entwendet. Die Vorräte gingen rapide zur Neige, und es drohte ein Szenario, in dem sich medizinisches Personal mehr oder weniger nackt in den Kampf stürzen muss.

So weit kam es erst einmal nicht. Die Bundesregierung verhängte im März einen Exportstopp für Atemmasken und Schutzkleidung und entspannte die Lage erst einmal. Das Bundesgesundheitsministerium zentralisierte die Beschaffung von Ausrüstung für Arztpraxen, Krankenhäuser und Bundesbehörden.

Währenddessen schoben Politiker der Arbeitgeberseite den Krankenhäusern die Schuld zu, man habe nicht rechtzeitig Vorräte angelegt, um das eigene Personal zu schützen. Kliniken reichten die Verantwortung zurück: Das Gesundheitssystem sei mittlerweile notgedrungen so weit auf (Kosten-)Effizienz getrimmt, dass es für den Notfall kaum noch freie Ressourcen gebe. Aus wirtschaftlicher Sicht solle es diese im Normalzustand ungenutzten Reserven schließlich gar nicht geben. Weder bei Schutzausrüstung noch beim Personal.

Schuldzuweisungen machen aber niemanden gesund. In der Tat wird fast als selbstverständlich angenommen, dass Arztpraxen, Krankenhäuser und Apotheken in Extremsituationen wie der Corona-Pandemie am Anschlag arbeiten, aber weiter funktionieren. Schon während der heftigen Grippewelle zwei Jahre zuvor mit mehr als 25 000 Toten hatte dies im deutschen Gesundheitssystem gerade so noch geklappt: Die 28 000 verfügbaren Betten zur Intensivversorgung waren dauerhaft belegt, neun Millionen Arztbesuche entfielen auf Grippesymptome, medizinisches Personal agierte wochenlang am Rande der Erschöpfung.

In deutschen Kliniken waren im Jahr 2017 mehr als 160 000 Vollzeitkräfte als Arzt oder Ärztin tätig, über 730 000 arbeiteten dort im nichtärztlichen Dienst. Hinzu kommen 117 000 niedergelassene Ärzte. Von ihnen wird während einer Epidemie nicht nur großes Engagement, sondern auch Flexibilität gefordert. Geplante Operationen müssen verschoben werden, um Platz für COVID-19-Kranke zu schaffen. Ungenutzte Mehrbettzimmer auf Stationen der Kinderheilkunde oder Urologie müssen zu Isolationseinzelzimmern mit entsprechender Schleuse umfunktioniert werden.

Ein wenig Entlastung bringen Maßnahmen wie jene, dass Hausärzte ihre Patienten wegen leichter Erkältungssymptome vorübergehend auch per Telefon für 14 Tage krankschreiben können. Niemand muss sich dann in ein überfülltes Wartezimmer schleppen. Darauf haben sich die Kassenärztliche Bundesvereinigung (KBV) und der Spitzenverband Bund der Krankenkassen (GKV) geeinigt. Der Krankenschein kommt per Post.

Niemandem ist geholfen, wenn sich Ärzte und Pfleger als barmherzige Samariter ungeschützt in den Kampf stürzen und selbst zum Infektionsrisiko werden. Klar ist andererseits, dass sich ein Gesundheitssystem nicht permanent in Erwartung auf eine Seuche diesen Ausmaßes in Alarmbereitschaft halten kann. Ein schmaler Grat. Aus Erfahrungen lässt sich aber lernen. Und Gelerntes verschwindet dann im positiven Sinne erst einmal in der Schublade: als verbesserter Pandemieplan für zukünftige Notfallsituationen.

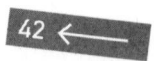

TIPP: In Phasen, in denen das Gesundheitssystem dem Kollaps nahe arbeitet, überlegen Sie sich, ob ein Arztbesuch wirklich nötig ist. Das Wartezimmer einer Praxis kann ein Infektionsbeschleuniger sein.

Wie sehnsüchtig die Welt auf ein Medikament wartet, mit dem
COVID-19 ursächlich zu behandeln ist – mit dem also nicht nur
die Symptome gelindert werden können –, kann man an Börsenkursen ablesen. Sobald der Name eines Wirkstoffkandida-
ten die Runde macht, schießt der Aktienwert der herstellenden
Pharmafirma in die Höhe. Enttäuscht die Substanz in ersten
Studien, bricht er wieder ein.

Das ganz große, scheinbar noch so ferne Ziel bleibt ein
Impfstoff. Mit einem wirksamen Arzneimittel wäre aber eine
wichtige Zwischenetappe im Wettlauf mit dem flinken Virus
erreicht. Bis dahin können Ärzte lediglich Symptome einer
COVID-19-Erkrankung behandeln und darauf hoffen, dass der
Körper des Patienten es aus eigener Kraft schafft, sich gegen
den Erreger zu behaupten. In ihrem Repertoire haben Mediziner Medikamente, die den Kreislauf unterstützen, und Antibiotika gegen begleitende bakterielle Infektionen. Wichtig ist,
Flüssigkeitsverluste auszugleichen und bei schweren Beein-
trächtigungen der Lungenfunktion Sauerstoff zuzuführen –
notfalls über einen Schlauch in der Luftröhre.

Ein neues Medikament zu entwickeln ist aufwendig, teuer
und vor allem sehr langwierig. Glaubt man den Zahlen des
Verbands Forschender Arzneimittelhersteller (VFA), bewäh-
ren sich von 5000 bis 10 000 potenziellen Wirkstoffkandi-
daten gerade einmal neun so weit, in Studien an Menschen
erprobt zu werden. Nur einer von ihnen schafft es schließlich als Medikament in die Apotheken. Im Durchschnitt vergehen bis dahin mehr als 13 Jahre. Diese Zahlen stammen von

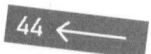

der Pharmaindustrie und sind insofern eher großzügig als zu knapp berechnet. Sie zeigen dennoch, wie lange es dauert, bis ein komplett neues Medikament bei Patienten ankommt. Zeit, die in der Corona-Pandemie nicht bleibt.

Die Hoffnungen liegen auf bereits bekannten Wirkstoffen, die Ärzte bisher gegen andere Krankheiten eingesetzt haben, die es aber vielleicht auch mit SARS-CoV-2 aufnehmen können. Deren Nebenwirkungen sind bereits bekannt, im Zulassungsverfahren lassen sich im Idealfall also ein paar Schritte überspringen. Sogenannte Umwidmungen von Wirkstoffen sind häufig reine Zufallsfunde, wenn zum Beispiel ein Blutdrucksenker auch gegen Haarausfall hilft oder ein Arzneimittel gegen Leukämie auch bei Multipler Sklerose greift. Gegen COVID-19 befinden sich zum Beispiel Immunmodulatoren im Test, die ansonsten bei Autoimmunerkrankungen wie entzündlichen Darmerkrankungen oder Gelenkrheuma angewendet werden. Sie sollen die Abwehrreaktionen des Körpers so weit eindämmen, dass die Immunabwehr nicht noch mehr Schaden anrichtet, als es das Virus ohnehin schon tut. Auch Medikamente, die bereits gegen andere Lungenerkrankungen eingesetzt werden, kommen infrage, falls sie wirklich verhindern können, dass nach einer Infektion Vernarbungen im Lungengewebe zurückbleiben.

Es gibt einige vielversprechende Ansätze. Was in der Petrischale im Labor funktioniert, muss sich aber auch in der Klinik beweisen, wenn damit Menschen behandelt werden – mit möglichst geringen Nebenwirkungen. Die strengen Kriterien klinischer Zulassungsstudien haben erste Ministudien aus der COVID-19-Realität in der Regel erfüllt. In der Belastungssituation auf Intensivstationen bleibt kaum Zeit, sich um aufwendige Studiendesigns zu kümmern. Meist werden zu wenige Patienten eingeschlossen, um wirklich belastbare Aussagen treffen zu können. Auch dass, wie sonst üblich, der einen Hälfte der Patienten lediglich ein Placebo ohne Wirkstoff verabreicht wird, um die Wirksamkeit eines Medikaments abzusichern, wäre nur schwer vertretbar, während die Pandemie grassiert.

Studienergebnisse mit Aussagekraft sind aber dringend nötig. Die WHO hat einen internationalen Kraftakt initiiert, in dem sich Kliniken weltweit zusammentun, um gemeinsam nach einheitlichen Kriterien große Patientengruppen untersuchen zu können. Vier Wirkstoffe stehen auf der Liste, in die die WHO offenbar die größten Hoffnungen setzt, allen voran Remdesivir, eine Substanz, die eigentlich gegen Ebola entwickelt, aber nie zugelassen wurde. Gegen SARS- und MERS-Viren konnte sich Remdesivir im Tierversuch behaupten – vielleicht nun also auch gegen das neue Coronavirus. Der Wirkstoff ähnelt in Teilen seiner Struktur jenen Bausteinen im Erbgut, die das Virus benötigt, um sich zu vermehren. Mit einem Sabotageakt hindert Remdesivir den Keim daran, sein Erbgut in der Wirtszelle erfolgreich zu vermehren. Zumindest belegen dies erste kleine Studien aus China und den USA. Enttäuschender verliefen Untersuchungen mit dem HIV-Medikament Kaletra sowie dem altbekannten Malaria-Wirkstoff Chloroquin, der hoch dosiert verabreicht werden müsste und wohl ein dementsprechend großes Risiko für schwerwiegende Nebenwirkungen mit sich brächte.

In Deutschland konzentrieren sich einige Kliniken gemeinsam auf ein altbewährtes Prinzip, die Antikörpertherapie: Menschen, die eine Infektion mit SARS-CoV-2 durchgestanden haben, sind von nun an aller Voraussicht nach erst einmal immun. Ihr Immunsystem hat passgenaue Antikörper gebildet, die das Virus unschädlich machen. Genau dieser Schutzmechanismus soll auch anderen Patienten zugutekommen, indem sie die Antikörper aus dem Blutplasma bereits Genesener per Spritze erhalten. 1901 war dieser Ansatz mit dem Blutserum von Tieren erfolgreich gegen Diphtherie, und 1918 wurde damit auch gegen die Spanische Grippe experimentiert.

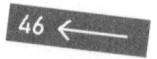

Bei COVID-19 ist nun die große Frage, wie viel Plasma ausgetauscht werden muss, um wirksam zu sein. Die ersten deutschen Studien versuchen es mit einem Viertelliter. Zum Vergleich: Masernkranke erhalten nur zehn Milliliter.

Der Wettlauf um eine wirksame Therapie läuft auf Hochtouren. Der Gewinner-Wirkstoff wird ohne Frage ein Verkaufsschlager werden. Dies deutete sich bereits Anfang April 2020 an, als das Bundesgesundheitsministerium Millionen Packungen eines antiviralen Grippemittels mit dem Wirkstoff Favipiravir aus Japan orderte, obwohl das Medikament in Deutschland noch gar nicht zugelassen war. Der Aktienkurs des Herstellers Fujifilm Toyama Chemical machte einen ordentlichen Satz nach oben. In China war das Medikament gegen COVID-19 eingesetzt worden, Studien konnten die Wirksamkeit zu diesem Zeitpunkt aber noch nicht belegen. Für den Fall, dass sich dies ändert, wollte das Bundesministerium offensichtlich vorgesorgt haben. Dass Hamstern unsolidarisch ist, wurde bis dahin eher im Zusammenhang mit Toilettenpapier beklagt. Ob der Titel der WHO-Riesenstudie »Solidarity« auch als Mahnung gegen Arzneihamstern verstanden werden soll, ist nicht bekannt.

TIPP: Berichte über Corona-Heilungen durch Globuli tauchen immer wieder auf. Es gibt aber keinerlei Beweise für ihre Wirksamkeit. Selbst Homöopathen-Verbände warnen vor solchen falschen Versprechen.

12

Warum dauert es so lange, bis ein Impfstoff zur Verfügung steht?

Weißer Ganzkörperanzug, die Finger in Gummihandschuhen, vor dem Gesicht eine Schutzmaske. Die Luftfilteranlage brummt permanent. Dass sie auch die immensen Erwartungshaltungen herausfiltert, die von der Welt außerhalb in die Forschungslabore hineinwehen, wäre den Mitarbeitern fast zu wünschen. Unter Reinraumbedingungen fahnden sie nach einem Impfstoff gegen COVID-19. Wie groß der Erfolgsdruck sein muss, lässt sich daran ablesen, dass alle Strategien, die Verbreitung dieses neuartigen Coronavirus aufzuhalten, letzten Endes auf der Hoffnung aufbauen, dass möglichst bald eine Impfung bereitsteht.

Nachdem chinesische Forscher am 10. Januar 2020 die Gensequenz des neuartigen Coronavirus – mehr als 30 000 Buchstabenfolgen aus A, C, G, oder T – online veröffentlicht hatten, stiegen Pharmariesen genauso wie kleine Biotechnologie-Start-ups und etablierte Forschungsinstitute in das Wettrennen ein. Ende März führte die WHO bereits 54 Forschungsprojekte auf ihrer Starterliste. Allen war von Beginn an klar, dass es ein Rennen unter immensem Zeitdruck wird – die Hürden aber nicht niedriger sein würden als sonst auch bei der Entwicklung eines Impfstoffs: Vakzine (so lautet der Fachbegriff) müssen absolut zuverlässig vor einer konkreten Krankheit schützen, sie müssen gleichzeitig aber verträglich sein und möglichst ohne Nebenwirkungen auskommen. All dies muss vor einer Zulassung in aufwendigen klinischen Studien nachgewiesen werden, bevor Millionen von Menschen ihre Dosis verabreicht wird.

Bis es so weit ist, vergehen normalerweise im Durchschnitt rund zehn Jahre. Die Wahrscheinlichkeit, dass es überhaupt so weit kommt, lag einer Studie zufolge zwischen 1998 und 2009 bei gerade einmal 6 Prozent. Im Kampf gegen COVID-19 muss es schneller gehen. Die zuständigen Behörden signalisierten früh, dass sie bürokratische Hürden minimieren wollen. Soll ein Impfstoff sicher sein, geht es aber nicht ohne klinische Studien. Zunächst wird eine Substanz an Tieren getestet, meistens an Mäusen. Nebenwirkungen zeigen sich häufig schon in diesem frühen Stadium, bevor in der ersten Phase der klinischen Prüfung wenige gesunde Menschen an der Reihe sind. Läuft alles problemlos, beginnt Phase zwei mit Tests an mehreren Hundert Menschen, gefolgt von Phase drei mit mehreren Tausenden bis Zehntausenden, um auch sehr seltenen Nebenwirkungen auf die Schliche zu kommen und herauszufinden, wie Menschen mit Vorerkrankungen auf eine Impfdosis reagieren. Ganz schön viel Aufwand.

Umso mehr überraschte am 16. März 2020, als das Bild einer 43-jährigen Kanadierin um die Welt ging, der in einem reichlich unspektakulär wirkenden Behandlungszimmer eine Spritze gesetzt wird. Im Körper der Frau die Substanz mRNA-1273, mit der das Biotechunternehmen Moderna im Rennen um einen Impfstoff medial erst einmal die Führung übernahm. 1100 Dollar erhielt Jennifer Haller als Ausgleich für das Risiko, das sie als allererste Probandin in Kauf nahm. Über mögliche Nebenwirkungen der Substanz war zu diesem Zeitpunkt kaum etwas bekannt: mRNA-1273 war zuvor noch nicht an Tieren getestet worden. Eigentlich ein Tabubruch in der pharmazeutischen Forschung, ausnahmsweise aber abgesegnet von den zuständigen Behörden.

Trotz dieser Eile wird vermutlich niemand mehr in der ersten Welle der Pandemie von einem Impfschutz profitieren können. Mindestens ein bis eineinhalb Jahre werden vergehen, bis absehbar ist, ob es ein Kandidat ins Ziel schaffen wird. Dass

2021 erste Studien der dritten Phase mit Zehntausenden Probanden anlaufen könnten, hofft Klaus Cichutek, Präsident des Paul-Ehrlich-Institut (PEI), das in Deutschland für die Zulassung von Impfstoffen zuständig ist. Im Rahmen dieser Studien könnten vielleicht schon bestimmte Bevölkerungsgruppen von der Schutzwirkung profitieren, so das Institut. Für Behörden wie das PEI ist es eine Gratwanderung: Ihre Kernaufgabe bleibt, keine Nachlässigkeiten bei den Sicherheitsstandards zu dulden. Gleichzeitig ist es auch an ihnen, Zeit zu gewinnen.

Zeitvorsprung ist auch das Grundprinzip von Impfungen. Mittel der Wahl sind häufig die eigentlich zu bekämpfenden Erreger selbst. Abgeschwächt in minimaler Dosis oder als tote Bestandteile wird das körpereigene Immunsystem mit ihnen konfrontiert. Ohne Schaden zu nehmen, hat es nun die Zeit, Abwehrmechanismen zu trainieren und rechtzeitig passende Antikörper zu produzieren, bevor es zum Ernstfall einer Infektion kommt. Dass diese gängige Praxis, den eigentlichen Feind zum Impfstoff umzufunktionieren, beim neuartigen Coronavirus nicht aufgehen würde, diese Erfahrung hatte man bereits bei verwandten SARS- und MERS-Viren gemacht.

Die entscheidende Frage ist, auf welchem anderen Wege das Immunsystem die Vorabinformation über das Virus erhalten kann, um sich auf zukünftige feindliche Kontaktversuche vorzubereiten. Viren vom Typ SARS-CoV-2 docken über ein bestimmtes Eiweißmolekül, »Spike-Proteine« genannt, an der Außenhülle menschlicher Zellen an. Ist die Verbindung hergestellt, schließen sie die Zelle auf, um ihren genetischen Bauplan einzuschleusen und die Zelle als Produktionsstätte für Virennachwuchs zu missbrauchen. Genau an diesem Spike-Protein setzen fast alle laufenden Projekte an.

Als Transporthilfe kommen sogenannte Vektorviren infrage. Diese Viren können sich in menschlichen Zellen vermehren, ohne ihnen zu schaden. Dies ist zum Beispiel bei abgeschwächten Versionen des Pocken- oder Masernvirus der

Fall. Das Vektorvirus wird gentechnisch so verändert, dass auf dessen Oberfläche Eiweißmoleküle gegen jene Spike-Proteine ausgetauscht werden. In diesem Kleide gaukelt es der Zelle eine SARS-CoV-2-Infektion vor und schleust dessen Erbinformation ein – nur, ohne Zerstörung anzurichten. Der Körper kann beginnen, spezifische Antikörper zu bilden und sich für die reale Auseinandersetzung mit dem Virus zu rüsten. Gegen Ebola wurde im Herbst 2019 bereits ein Impfstoff zugelassen, der über solche Vektorviren funktioniert.

Dieses Erfolgserlebnis war einer konkurrierenden Strategie noch nicht vergönnt, die wie mRNA-1273 auf genbasierte Impfstoffe setzt. Auch hier wird das Immunsystem nicht mit dem schädlichen Virus selbst konfrontiert, sondern lediglich mit dessen genetischem Bauplan, verabreicht als Nukleinsäure-Lösung. Die Zellen folgen dieser genetischen Anleitung und produzieren ein Antigen. Dieses wiederum stimuliert Immunzellen, Antikörper herzustellen. Dass dieses Prinzip tatsächlich funktioniert, konnte in klinischen Studien allerdings noch nie ausreichend nachgewiesen werden. Es wäre eine Premiere, auf die vor allem deswegen viele Mediziner hoffen, weil sich mit dieser Technologie vergleichsweise einfach und schnell Millionen von Impfdosen produzieren ließen.

Am Ende wäre es eine luxuriöse Situation, wenn mehrere Impfstoffkandidaten ins Ziel kommen sollten. Eines ist dem Sieger – neben hohen Umsätzen – sicher: Je früher die Forscher erfolgreich sind, umso eher können sie die sterile, gefilterte Laborluft wieder gegen frische Luft tauschen.

TIPP: Allen Menschen über 60 Jahren empfiehlt die Ständige Impfkommission (STIKO), sich gegen Pneumokokken impfen zu lassen, die unter anderem eine Lungenentzündung verursachen können. Solange es keinen Impfschutz gegen COVID-19 gibt, gilt dies umso mehr. Im Herbst steht außerdem die nächste Grippeimpfung an.

13

Wer wird zuerst behandelt, wenn Beatmungsgeräte knapp werden?

Wie wäre es, wenn man einfach eine Münze wirft? Angenommen, zwei Patienten warten darauf, mit einem Beatmungsgerät behandelt zu werden, aber nur ein solches Gerät steht zur Verfügung. Der Münzwurf brächte beiden dieselbe 50-prozentige Chance auf die überlebenswichtige Therapie. Wäre das gerecht?

In einer Notsituation, in der die verfügbaren medizinischen Mittel knapp werden, sollte die Maxime sein, möglichst viele Menschenleben zu retten. Welche Kategorie von Patienten genau dann eine intensivmedizinische Behandlung erhalten soll und welche nicht – und welche nicht mehr –, ist aber ein schier unlösbares moralisches Dilemma. Diese Fragestellung beantwortet die sogenannte Triage. Sie soll Ärzten eine verbindliche Entscheidungsleitlinie an die Hand geben. Im Idealfall entlastet sie von zeitraubenden Diskussionen genauso wie von der Furcht, später juristisch belangt zu werden. Der Fachbegriff ist abgeleitet vom französischen Wort »trier«, was übersetzt sortieren oder auswählen bedeutet.

Die Bundesregierung präsentierte im Januar 2013 einen »Bericht zur Risikoanalyse im Bevölkerungsschutz«. Darin wird ein modellhaftes Szenario entwickelt, in dem sich ein gefährliches Coronavirus, »Modi-SARS« genannt, von Asien aus über die Welt ausbreitet. Im Laufe der ersten Infektionswelle erkranken in Deutschland sechs Millionen Menschen, die Kliniken sind hoffnungslos überlastet. Eine Triage-Entscheidungslösung wird nötig. Bisher gebe es aber keine Richtlinien, »wie mit einem Massenanfall von Infizierten bei einer

Pandemie umgegangen werden kann«, so ist in einer Fußnote angemerkt. Diese Problematik solle »möglichst nicht erst in einer besonderen Krisensituation betrachtet werden«. Sieben Jahre später war die Krise da, nicht aber die Richtlinie. Nicht in Deutschland, nicht in Italien, wo im März 2020 der COVID-19-Ansturm auf die Kliniken nicht abreißen wollte und schnell klar wurde, dass es viel zu wenige Beatmungsgeräte gibt.

Das Katastrophenszenario aus dem Modell wurde zur brutalen Realität von Ärzten, die nun entscheiden mussten, wer für eine lebensnotwendige Therapie vorzuziehen ist und wer leer ausgeht. Auf die Schnelle veröffentlichte die italienische Gesellschaft für Anästhesie, Analgesie, Reanimations- und Intensivmedizin (SIAARTI) Empfehlungen. Demnach seien knappe Therapieressourcen zunächst für jene Patienten zu reservieren, die eine höhere Überlebenswahrscheinlichkeit haben, und zweitens für diejenigen, bei denen man aller Voraussicht nach die »Jahre geretteten Lebens« maximieren kann. Im Klartext heißt das: Jüngere Patienten erhalten Vorrang vor älteren, weil ihre restliche Lebenserwartung in der Regel höher einzuschätzen ist. Auch im krisengebeutelten Elsass wurde in Kliniken beobachtet, wie Patienten ab 80 Jahren pauschal eine intensivmedizinische Beatmungstherapie verwehrt wurde. Solch ein Vorgehen ist mit Triage-Kriterien wie jenen in Italien gedeckt. In der Realität können sie aber zur Folge haben, dass ein jüngerer Patient eine Intensivtherapie erhält, obwohl er diese nicht so dringend benötigt wie ein älterer. Ist das gerecht?

»Aus verfassungsrechtlichen Gründen dürfen Menschenleben nicht gegen Menschenleben abgewogen werden«, mahnte die Deutsche Interdisziplinäre Vereinigung für Intensiv- und Notfallmedizin (DIVI), ein Zusammenschluss von sieben medizinischen Fachgesellschaften. Ende März gab sie eigene Triage-Empfehlungen heraus. Oberstes Kriterium darin ist die Erfolgsaussicht einer Behandlung. Wenn sie nur sehr gering ist, ist es demnach angebracht, eine Behandlung hintanzustellen.

Um den Einzelfall bewerten zu können, arbeiten Intensivmediziner mit verschiedenen sogenannten Scores. Nach einem festen Schema werden darin Aspekte wie der allgemeine Gesundheitszustand, verschiedene Blutwerte wie der Sauerstoffgehalt, Vorerkrankungen oder das Alter abgefragt. Je nach Ausprägung gibt es Punktewerte, die zusammengerechnet werden. Ältere Patienten werden häufig einen schlechteren Score erzielen als jüngere – aber nicht allein aufgrund ihres Alters. Die Entscheidung, wer eine intensivmedizinische Behandlung erhält, soll dann, so die Empfehlung, nach dem Mehraugenprinzip fallen: unter den Augen von mindestens zwei Medizinern und einer Pflegefachkraft. COVID-19-Patienten dürften auch nicht Patienten mit anderen Erkrankungen, also Krebs oder einem Schlaganfall, vorgezogen werden, nur weil es sich um COVID-19 handelt, so die Empfehlung.

Dass im Ernstfall nur medizinische Kriterien gelten dürften, betonte daraufhin auch der Deutsche Ethikrat – nicht aber eine Unterscheidung nach Wert oder Dauer des Lebens: »Jedes menschliche Leben genießt den gleichen Schutz.« Ein hoher Anspruch, erst recht in einer Ausnahmesituation. Ein Münzwurf könnte diesem Anspruch wohl kaum gerecht werden.

TIPP: Wenn Sie wissen möchten, wie stark ausgelastet die Stationen für Intensivmedizin in Ihrer Region sind, erhalten Sie auf der Webseite der DIVI einen Überblick:
www.intensivregister.de

14

Was genau geschieht in Quarantäne?

Um es kurz zu machen: nicht viel, außer abzuwarten.

Auf einer speziellen Isolierstation, in der zum Beispiel die allerersten COVID-19-Fälle Deutschlands im Schwabinger Krankenhaus in München untergebracht waren, mag das Setting wesentlich spektakulärer wirken als bei einer Quarantäne in den eigenen vier Wänden: Mittels Schleusen und Unterdruck sind die Patienten von der Außenwelt abgeschirmt, Abfall und Ausscheidungen werden als Sondermüll verbrannt oder unter Überdruck sterilisiert. Das Personal trägt spezielle Schutzkleidung und -masken. Der Zweck der Isolation ist aber derselbe wie zu Hause: abzuwarten, bis die Inkubationszeit einer Krankheit vorbeigeht und sich währenddessen hoffentlich keine Krankheitssymptome zeigen. Bei COVID-19 dauert es vermutlich 14 Tage, bis die Krankheit mit Sicherheit nicht mehr in Form typischer Symptome ausbrechen kann.

Wer keinen Kontakt zur Außenwelt hat, kann einen Krankheitserreger auch nicht weiterreichen. So banal ist die Logik hinter der Quarantäne, um Infektionsketten zu durchbrechen. Solange es keinen Impfstoff oder eine ursächliche Therapie gegen ein Virus gibt, bleibt den Behörden meist nur die Möglichkeit, jene Menschen zu isolieren, die unter Infektionsverdacht stehen: Weil sie typische Symptome zeigen, weil sie gerade aus einem Risikogebiet eingereist sind oder weil sie direkten Kontakt zu einem infizierten Menschen hatten. Hier genügt es schon, im Zug oder im Kino neben einem infizierten Mitmenschen gesessen zu haben (bevor Mitte März 2020 viele öffentliche Einrichtungen vorsorglich geschlossen wurden). Auch ein Gespräch über mindestens eine Viertelstunde von Angesicht zu Angesicht kann ausreichen.

Nicht der behandelnde Arzt spricht dann den verordneten Rückzug aus, sondern das zuständige lokale Gesundheitsamt, an das der Arzt Verdachtsfälle melden muss. Fällt auch der Labortest auf COVID-19 positiv aus, werden als Nächstes alle Kontaktpersonen ermittelt, die nun selbst zum Verdachtsfall werden. Während der Quarantäne meldet sich jeden Tag das Gesundheitsamt, in der Regel telefonisch: Wie ist der Gesundheitszustand? Machen sich Symptome bemerkbar? Was zeigt das Fieberthermometer an?

Eine Quarantänemaßnahme ist keine gut gemeinte Empfehlung, sondern eine strikte Anordnung. Wer sich ihr vorsätzlich oder fahrlässig widersetzt, kann mit einer Geldstrafe oder bis zu zwei Jahren Gefängnis bestraft werden. Auch mit einer Zwangsverlegung in ein Krankenhaus oder eine Kaserne darf das Gesundheitsamt drohen. Was so gar nicht nach freiheitlichem Rechtsstaat klingen mag, hat in Deutschland sein juristisches Fundament im Infektionsschutzgesetz (IfSG). Im Krisenfall einer Epidemie steht der Schutz der Gesundheit vieler vor dem Freiheitsrecht des Einzelnen.

Was darf man also während der Quarantäne? Frische Luft tut gut – aber nur auf dem Balkon oder im eigenen Garten. Ein Spaziergang, auch nur kurz oder mit dem Hund, ist tabu. Es ist nicht auszuschließen, dass COVID-19 auch auf Haustiere übertragen werden kann. Besonders wahrscheinlich ist dieser Fall aber nicht. Um tierische wie menschliche Mitbewohner nicht zu gefährden, heißt es jetzt, besonders häufig und gründlich die Hände zu waschen, nicht gemeinsam im selben Raum zu essen oder zu schlafen und, wenn möglich, nicht dasselbe Badezimmer zu benutzen.

Vor Langeweile schützt wahrscheinlich auch die am besten sortierte Bücherwand oder der größte Streamingdienst nicht. Der Frühjahrsputz ist irgendwann gemacht, die Yogastunde per DVD stellt sich vielleicht als doch nicht so praktikabel heraus. Mit Langeweile umgehen kann nun mal nicht jeder gleichermaßen gut.

Welche Faktoren am schnellsten zum Lagerkoller führen und welche Verhaltensweisen dagegen helfen, hat eine Übersichtsstudie des King's College London analysiert, die im März 2020 im Fachmagazin *The Lancet* erschienen ist. Wer sich in Quarantäne begeben muss, fühle sich besser, wenn er versteht, warum diese Maßnahme nötig ist. Denn Isolation kann Angst machen. Das Aufklären sei Aufgabe von Behörden und Ärzten. Selbstverständlich müssen Grundbedürfnisse wie Essen und Trinken, daneben Medikamente erfüllt sein. Hier können Familie, Freunde und Nachbarn unterstützen, einkaufen gehen und die Tüten ohne direkten Kontakt vor der Haustür abstellen. Dasselbe gilt für Lieferdienste, die weiter Essen bringen dürfen.

Unverzichtbar sind sinnvolle Beschäftigungen und ein möglichst geregelter Tagesablauf. Dazu gehören Mahlzeiten zu festen Tageszeiten genauso wie die Möglichkeit, weiter im Job zu arbeiten. Ist Homeoffice keine Option, bekommen Arbeitnehmer trotzdem ihr Gehalt. Die Behörden erstatten es dem Arbeitgeber. Ersatzleistungen gibt es auch für Selbstständige. Die meisten negativen Gefühle im Zusammenhang mit der Quarantäne resultieren der Studie zufolge aber aus dem Gefühl, die persönliche Freiheit verloren zu haben. Deswegen sei es so wichtig, dass Ärzte und Gesundheitsbehörden immer wieder an die Verantwortung erinnern, die während einer Epidemie jeder Einzelne trägt. Auch wenn es sich, isoliert von der Außenwelt, nicht so anfühlen mag: Eine Quarantäne auszusitzen kann für die Gemeinschaft unschätzbar wertvoll sein.

Vielleicht hilft ja schon der Gedanke, dass 14 Tage vergleichsweise kurz sind, wenn man zurück in die Geschichte blickt. Ganze 40 Tage lang mussten Neuankömmlinge im mittelalterlichen Venedig auf einer vorgelagerten Quarantäneinsel ausharren, bevor sie die Stadt betreten durften. Ärzte hatten einen Zusammenhang zwischen dem Aufflammen von Pestwellen und dem ankommenden Schiffsverkehr erkannt und mit der Quarantäne eine wirksame Maßnahme gefunden, um die Stadt besser vor der Seuche zu schützen. »Ungefähr vierzig« heißt auf Italienisch übrigens »una quarantina«. Damit wäre auch die Frage nach der Wortherkunft der Quarantäne geklärt.

TIPP: So schwer es auch fällt, ein geregelter Tagesablauf mit festen Essenszeiten und sinnvollen Aufgaben ist der beste Schutz vor einem quarantänebedingten Lagerkoller.

15

Was ist die richtige Strategie zwischen Vollquarantäne und Nichtstun?

Dass eine Gesellschaft einer Pandemie nur mit einer gemeinsamen Kraftanstrengung begegnen kann, darüber herrschte in Deutschlands Öffentlichkeit lange ungewohnte Einigkeit. Seitens Oppositionspolitikern, seitens Wissenschaftlern oder Medien. Je länger die Kontaktverbote in Deutschland aber anhielten, umso deutlicher prallten zwei scheinbar unvereinbare Grundüberzeugungen aufeinander, zu beobachten in TV-Talkshows in Person zweier Berufsgruppen: Ökonomen trafen auf Mediziner, Wirtschaftsinteressen auf den Schutz von Menschenleben.

Wirtschaftswissenschaftler warnten eindringlich vor den unabsehbaren Langzeitfolgen einer tiefen Rezession. Jede weitere Woche Shutdown verursache Kosten in Höhe von 35 Milliarden Euro, so Berechnungen des ifo Instituts. Mediziner hielten die Zahl der Todesopfer dagegen, die es kosten könne, Ausgangsbeschränkungen oder Schulschließungen zu früh aufzuheben. Zwei Paradigmen, jedes für sich genommen absolut nachvollziehbar. Sie verbanden sich für eine weitere Berufsgruppe zu einem schier unlösbaren Dilemma: Regelmäßig waren in den Talkshows Mitglieder der Bundesregierung zu Gast, deren Aufgabe darin bestand, das richtige Maß auszuloten. Auf ein knackiges Talkshow-Thema verkürzt: »Shutdown oder Herdenimmunität, was ist der richtige Weg?«

Oder anders formuliert: Würde es nicht ausreichen, wenn sich lediglich alte Menschen und andere Risikogruppen zu Hause verbarrikadieren, während im Rest der Bevölkerung die ersehnte Herdenimmunität gegen das neuartige Coronavirus heranreifen kann? Es müssten sich nur möglichst schnell möglichst viele Menschen infizieren, so die Theorie. Dann sind sie immun gegen das Virus, können sich also nicht mehr damit anstecken. Wenn dies für 60 bis 70 Prozent der Bevölkerung gilt, findet der Erreger kaum noch einen neuen Wirt, um sich zu vermehren. Mission Corona beendet? Die Niederlande und Großbritannien wollten dieses Experiment wagen, drehten angesichts bedrohlich steigender Infektionszahlen – was eigentlich Sinn und Zweck des Konzepts ist – aber schnell bei und schwenkten auf den Weg der Nachbarländer mit Ausgangsbeschränkungen um.

Die Idee, dem Virus freie Hand zu lassen, auf dass es sich irgendwann selbst ausbremsen möge, scheitert angesichts ein paar Unwägbarkeiten: Zum einen ist noch nicht geklärt, wie lange eine Immunität gegen das neuartige Coronavirus überhaupt bestehen bleibt. Zum anderen ist gar nicht so einfach zu beantworten, wer tatsächlich zu einer Risikogruppe gehört. Auch junge und gesunde Menschen können schwer an COVID-19 erkranken. Und da ist sie wieder, die Angst vor einem Kollaps völlig überlasteter Intensivstationen.

Wohlüberlegte Entscheidungen brauchen eine solide Datengrundlage, die es zu Beginn der Pandemie schlicht nicht gab. Es dauerte ein paar Wochen, bis sich im März 2020 im Auftrag des Bundesinnenministeriums Wissenschaftler an eine konkrete Modellrechnung mit drei Szenarien herantrauten: Im sogenannten »Worst Case«, dem schlimmstmöglichen Fall, gehen die Autoren des vertraulichen Papiers davon aus, dass es kaum Einschränkungen im öffentlichen Leben gibt, keine Abstandsregeln, keine Schulschließungen, kein Homeoffice und keine Reisebeschränkungen. Das Virus breitet sich mehr oder weniger ungehindert aus. In diesem Modell wären bis Ende Mai 2020 ungefähr 70 Prozent infiziert. Voilà, Herdenimmunität wäre erreicht. Permanent müssten bis dahin aber bis zu 350 000 COVID-19-Kranke gleichzeitig intensivmedizinisch versorgt werden – viel zu viele für das Gesundheitssystem. Für 85 Prozent von ihnen hieße es, an der Notaufnahme abgewiesen zu werden. Innerhalb von zwei Monaten käme es laut den Berechnungen zu 1,2 Millionen COVID-19-Toten, wenn man davon ausgeht, dass die Sterberate nach oben schießt, sobald die Krankenhäuser erst einmal überlastet sind. In Italien war dies so zu beobachten.

In einem zweiten Szenario, »Dehnung« genannt, bleibt das soziale Leben so lange heruntergefahren, bis das Virus ausgehungert ist. Die Kurve der Neuinfektionen würde sich schon bald abflachen, nur etwa 20 Prozent der Bevölkerung würden sich infizieren. Das Gesundheitssystem käme mit der Anzahl an Patienten halbwegs gut zurecht, 220 000 Todesopfer wären am Ende zu beklagen. Allerdings müsste der Ausnahmezustand laut Modellrechnung für ganze sieben Monate aufrechterhalten werden. Für das Wirtschaftsleben käme dies vielleicht noch nicht einer Todesspritze, zumindest aber einem sehr langen künstlichen Koma gleich. Und niemand kann abschätzen, wie schnell und hoch sich das Virus erneut erheben würde, wenn die Menschen zurück am Arbeitsplatz und in der Schule sind. Mangels Immunität könnten die Infektionszahlen sofort wieder nach oben schießen.

In einem dritten Modell, »Hammer and Dance« genannt, wütet erst einmal der Holzhammer in Form drastischer Ausgangsbeschränkungen. Die Zahl der Neuinfektionen ginge relativ schnell zurück. Nach sechs Wochen setzt dann die Phase des Tanzens ein: Ein Taktgeber orchestriert flexibel einzelne Maßnahmen und stimmt sie aufeinander ab, um Schritt für Schritt zur alten Normalität zurückzufinden. In den ersten sechs Wochen würden sich lediglich eine Million Menschen infizieren, 12 000 würden an der Krankheit sterben.

Danach gelte es, ein besonders sensibles Gehör dafür zu entwickeln, wie sich das Virus möglichst kontrolliert weiter ausbreitet, so die Studie. Machbar sei dies nur, wenn die Laborkapazitäten enorm ausgebaut werden, um engmaschig Tests auf das Virus durchführen zu können. Bis zu 200 000 Tests pro Tag seien in Deutschland nötig, um dem Status quo der Infektionszahlen nicht mehr nur permanent hinterherzulaufen, sondern die Zahlen tatsächlich im Griff zu behalten.

Modell für dieses Szenario stand wohl Südkorea. In dem asiatischen Land wurde von den ersten COVID-19-Fällen an mittels intensiven Testens nicht nur nach einzelnen infizierten Personen gefahndet. Die Gesundheitsbehörden nahmen auch deren Umfeld unverzüglich ins Visier, um Infektionsketten möglichst früh zu durchkreuzen. Neben der Testinfrastruktur verfügt das Land über die technologischen Möglichkeiten, massenhaft personenbezogene Daten vom Smartphone auszuwerten, um infizierte Personen zu überwachen. Dies erfordert Hightech – aber auch viel laxere Standards für den Datenschutz, als sie in Deutschland gelten.

Dennoch, ein Weg zwischen den beiden Extremen eines monatelangen Shutdowns und dem Nichtstun scheint möglich, um Wirtschaftsinteressen einerseits, den Schutz von Menschenleben andererseits nicht weiter gegeneinander aufbringen zu müssen. Ziel sollte sein, Zeit zu gewinnen, bis ein wirksamer Impfstoff gefunden ist. Aber Achtung: Die nächste Grippewelle kommt bestimmt!

TIPP: Wenn Sie selbst ausprobieren möchten, wie sich unterschiedliche Maßnahmen auf den Verlauf der Pandemie auswirken, geht dies online unter www.covidsim.eu mit dem »COVID-19-Simulator« ganz einfach.

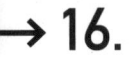

16

Was kann jeder Einzelne tun, um SARS-CoV-2 zu bremsen?

#WirBleibenZuhause. Eine einfache Maßnahme, die das Risiko reduziert, zum Virenüberträger zu werden. »Wir müssen aus Rücksicht voneinander Abstand halten«, mahnte Bundeskanzlerin Angela Merkel in ihrer Rede an die Nation am 18. März 2020 und appellierte an etwas, das zum großen Wort dieser Krise werden sollte: die Solidarität mit Älteren und Menschen mit Vorerkrankungen, die ein besonders hohes Risiko haben, dass bei ihnen eine COVID-19-Erkrankungen einen schweren oder gar tödlichen Verlauf nimmt.

Solidarität klingt nach Zusammengehörigkeit, Kameradschaft, Gemeinschaftsgefühl, gern auch beladen mit einer Prise Pathos. Das Konzept mag zuletzt etwas angestaubt im historischen Archiv in der Abteilung »Arbeiterbewegung« geschlummert haben. In der Coronakrise erwachte die Forderung nach Solidarität wieder. Damit verbunden war weniger Pathos, dafür ein recht nüchterner Aufruf an die Selbstdisziplin:

- regelmäßig gründlich mit Seife die Hände zu waschen,
- in die Armbeuge statt in die Handflächen zu niesen und
- sich möglichst selten ins Gesicht zu fassen,
- vor allem aber: soziale Kontakte zu vermeiden, wenn sie nicht unbedingt notwendig sind.

Nähe zeigen durch Abstand: Was sich buchstäblich anhört wie eine Zerreißprobe, war für einige als Verantwortung jedes Einzelnen vielleicht zu abstrakt. Oder aber die Appelle von

Politikern, Ärzten und Krankenpflegern, Pop- und Filmstars erreichten sie nicht. Als Antibilder dieser Solidarität taugten volle Cafés bei Sonnenschein oder »Corona-Partys«, die junge Menschen feierten, für die COVID-19 als Bedrohung für die eigene Gesundheit nur schwer vermittelbar zu sein schien.

Am 22. März 2020 warb Armin Laschet, Ministerpräsident Nordrhein-Westfalens, erneut um Solidarität. Gerade hatte er das bundesweite, eben beschlossene »Kontaktverbot« verkündet. Diese Rhetorik, verbunden mit einer »Null-Toleranz« gegenüber Menschen, die sich nicht daran halten würden, ließ nicht mehr viel Spielraum für Sozialromantik. Es war die nächste Eskalationsstufe, die aus Laschets Mund bereits nach der letzten verfügbaren klang: »Es geht um Leben und Tod. So einfach ist das – und auch so schlimm.« Solidarität per Zwang.

Kontaktverbote und Ausgangsbeschränkungen sind die größten Einschnitte in die Grundrechte, die die Bundesrepublik seit ihrer Gründung erlebt hat. So drastisch die Maßnahmen sind, so sehr war die Entscheidung mit der Unsicherheit verbunden, ob sie den erhofften Erfolg bringen werden und die Infektionsrate tatsächlich senken können. Im Umgang mit einer Epidemie dieser Dimension gibt es schlicht kaum Erfahrungswerte, kaum wissenschaftliche Daten, die als Entscheidungshilfe dienen könnten. Wer Freiheitsrechte einschränkt, greift zu einem extremen Mittel. Solange aber kein Impfstoff oder wirksame Medikamente gegen COVID-19 bereitstehen, bleibt den politischen Entscheidungsträgern eines Landes nichts anderes, als den Infektionsbeschleuniger schlechthin, das soziale Leben, herunterzufahren – notfalls per Androhung saftiger Geldstrafen. Für eine liberale Demokratie ist dies eine Gratwanderung. Welche Motivation einen antreibt, die Maßnahmen zur Eindämmung eines Virus zu befolgen, darüber kann aber nach wie vor jeder selbst für sich entscheiden: Sei es, um eine Geldstrafe zu umgehen, oder weil es eine Verpflichtung den Mitmenschen, Älteren und Kranken gegenüber erfordert.

Jeder muss in einer Ausnahmesituation wie der Coronakrise das richtige Maß finden, wie ausführlich man sich informiert und die Nachrichten verfolgt. Unwissen schützt aber nicht vor Verantwortung. Dies gilt auch für Menschen, die falsche Informationen über soziale Netzwerke und WhatsApp-Chats verteilen und weiterleiten. Auch Hamsterkäufe und das Horten von Lebens- wie Desinfektionsmitteln oder Schutzmasken, ob nun aus rein egoistischen Motiven oder einer tief sitzenden Verunsicherung, sind unsolidarisch.

Bessere Beispiele und schöne Bilder eines Gemeinschaftsgefühls tummelten sich in den sozialen Medien, etwa der gemeinsame Applaus vom Balkon für Ärzte und Pfleger oder vielerorts eine neu erlebte Nachbarschaft, die untereinander Unterstützung organisiert. Ob diese Szenen vorrangig Kriterien der Instagram-Tauglichkeit erfüllen oder tatsächlich einen neuen gesellschaftlichen Zusammenhalt abbilden, wird sich im weiteren Verlauf dieser Pandemie zeigen. Und erst recht danach, zum Beispiel daran, ob sich die Wertschätzung für in der Krise als »systemrelevant« gepriesene Berufsgruppen wie Kranken- und Altenpfleger auch in Form angehobener Gehälter auswirken wird.

Die Beispiele zeigen aber hoffentlich: Wer sich selbst zurücknimmt und seinen Alltag bewusst einschränkt, soll darauf vertrauen können, dass ihm dies auch entsprechend zugutekommt, wenn er selbst einmal davon abhängig sein sollte. Vielleicht lässt sich in einem Minimalkonsens Solidarität als das Gegenteil von Sorglosigkeit definieren. Sorglos sollte im Umgang mit COVID-19 niemand mehr sein.

TIPP: Die Ausbreitung der Epidemie zu verlangsamen liegt in der Verantwortung jedes Einzelnen. Wenn es nötig ist, sich zu Hause zurückzuziehen, machen Sie das Beste daraus: Manch einem tut es gut, aus Routinen auszubrechen und über den hektischen Alltag zu reflektieren. Im Haushalt gibt es bestimmt Dinge, die sich angestaut haben. Oder Sie nutzen die Zeit, um ein aufgeschobenes Projekt anzugehen, eine Sprache zu lernen oder ein Musikinstrument auszuprobieren.

17

Wie zuverlässig sind die verfügbaren Zahlen und Statistiken?

Kurz noch mal die Zahlen checken. Wenn dieses tägliche Ritual nicht mehr den Fußballergebnissen, Lottozahlen oder Börsenkursen gilt, sondern den Statistiken der Neuinfektionen und Todesfälle oder Kurvendiagrammen mit exponentiellem Wachstum und abflachendem Verlauf, dann sind dies besondere Zeiten. Mit Infektionsstatistiken schlagen sich gewöhnlich Virologen und Epidemiologen herum, also Spezialisten im Auswerten medizinisch relevanter Zahlenhaufen. Die Website der Johns Hopkins University, die sich als weltweite Referenz für COVID-19-Statistiken etablierte, erreicht derweil eine deutlich größere Zielgruppe. Zeitweise verzeichnete sie mehr als eine Milliarde Seitenaufrufe. Pro Tag.

Wann knickt die Infektionskurve endlich nach rechts ab, statt immer weiter nach oben zu steigen? Wann überholen die Fälle außerhalb Chinas jene Zahlen aus dem Reich der Mitte?

Für die Lage in Deutschland ist eine zuverlässige Datenquelle das Robert Koch-Institut (RKI) in Berlin. Dorthin melden jeden Tag die lokalen Gesundheitsämter ihre aktuellen Zahlen. COVID-19 wurde Ende Januar 2020 zur meldepflichtigen Krankheit erklärt. Hierzu zählen außerdem die Grippe (Influenza), die Masern, Keuchhusten, Windpocken, Diphtherie, Mumps und Röteln, daneben auch Krankheiten, die in Deutschland eigentlich nicht mehr auftreten, wie die Pest, Cholera und Tollwut. Fällt ein Test positiv aus, müssen der behandelnde Arzt und das untersuchende Labor innerhalb von 24 Stunden das jeweils zuständige der rund 400 Gesundheitsämter informieren: mit Namen, Adresse und sonstigen Kontaktdaten des Patienten, damit die Behörden sich melden und regelmäßig den Gesundheitszustand abfragen können.

Das positive Testergebnis wird weitergeleitet an die zuständige Landesbehörde, von dort an das RKI und wieder weiter an die Weltgesundheitsorganisation sowie die zuständige Stelle bei der Europäischen Kommission. Einmal am Tag veröffentlichen RKI und WHO dann ihr Update. Davor stehen also erstaunlich lange Informationsketten. Mit jedem Schritt vergeht Zeit, mit der die Zahlen weiter der Realität hinterherhinken. Dies ist ohnehin der Fall, weil ein Test auf SARS-CoV-2 in der Regel frühestens ein paar Tage nach der eigentlichen Infektion durchgeführt wird.

Deutlich häufiger als beim RKI wirbelt es die Zahlen auf der Website der Johns Hopkins University in Baltimore (USA) durcheinander. Im Januar 2020 starteten Wissenschaftler dieses Projekt, das die offiziellen Zahlen der Gesundheitsbehörden weltweit abfragt und mit Daten aus anderen Quellen wie medizinischen Datenbanken und Medienberichten verknüpft. Was vom RKI einmal täglich um 11 Uhr kommuniziert wird, erscheint hier automatisiert in Echtzeit. Allein schon deswegen unterscheiden sich die beiden Datenquellen. Keine der beiden ist per se besser, der internationale Vergleich gelingt der Johns-Hopkins-Site aber sehr gut.

All diese Zahlen spiegeln aber immer nur einen Ausschnitt der Realität wider. Die Dunkelziffer, von der bei Epidemien so häufig die Rede ist, wird auch von der besten Statistik nicht beleuchtet: also jene Menschen, die das Virus in sich tragen, davon aber nichts wissen, weil sie keine Krankheitssymptome an sich bemerken, keinen Kontakt zu Ärzten und Gesundheitsämtern haben und insofern auch nicht registriert werden. Wie viele Menschen tatsächlich ein Infektionsrisiko darstellen, bleibt notwendigerweise immer ein Stück weit Spekulation.

Die beste Datengrundlage für solche Hochrechnungen stammte lange Zeit aus China – immer unter dem Vorbehalt, dass sich die Ergebnisse überhaupt auf andere Länder übertragen lassen. Mitte März 2020 trauten sich Wissenschaftler der Columbia University als eine der ersten Forschergruppen aus der Deckung, nachdem sie ihre Daten durch ein Pandemie-Simulationsprogramm gejagt hatten. Die Zahlen stammen aus dem Zeitraum vom 10. bis 23. Januar, als das öffentliche Leben in China noch kaum eingeschränkt war. Zu Beginn der Epidemie seien dort ungefähr 86 Prozent der Infektionen übersehen worden. Auf jeden gemeldeten Fall kämen demnach bis zu sechs Fälle, die in der Statistik nicht auftauchen, so die Auswertung im Fachmagazin *Science*. Erst danach setzte die Regierung auf rigorose Überwachung und weitete das Testen aus. Von da an sei der Anteil nicht identifizierter Infektionen von 86 auf 40 Prozent gesunken, so die Studie.

Die Aussagekraft von Statistiken ist immer abhängig davon, wie gut ihre Datengrundlage ist. Wo wenig getestet wird, werden auch nur wenige Infektionsfälle erfasst. Dies ist auch bei den omnipräsenten Länderrankings zu beachten. Auffallen werden dann vor allem schwere Verläufe, die im Krankenhaus landen. Wenn gleichzeitig die Quote der Todesfälle hoch liegt – dies war in Italien der Fall –, kann dies ein Hinweis darauf sein, dass die Dunkelziffer hoch anzusetzen ist. Sehr viele Virenträger bleiben unerkannt und bergen ein schier unkalkulierbares Risiko.

Umso wichtiger, auch den Erfolg von Maßnahmen zu überprüfen, die die Ausbreitung eindämmen sollen. Hierfür zapfen kreative Wissenschaftler zunehmend vielfältige Datenquellen an. Das Robert Koch-Institut erhielt zum Beispiel Zugang zu anonymisierten Smartphone-Daten, mit denen sich Bewegungsprofile erstellen lassen. Daran lässt sich ablesen, inwieweit das öffentliche Leben, und damit die Sozialkontakte, tatsächlich heruntergefahren wurde – oder ob man noch drastischere Einschränkungen verordnen muss. In Litauen machen die Behörden solche Bewegungsmuster sogar auf einer Webseite öffentlich, damit jeder Bürger abgleichen kann, ob er sich in einem Gebiet mit vielen Infizierten aufgehalten hat. Noch einen Schritt weiter geht die israelische Regierung, die Methoden wie im Antiterrorkampf einsetzt: Die Smartphones von infizierten Menschen werden permanent darauf überprüft, ob die verhängte Quarantäne auch eingehalten wird. Drastische Maßnahmen in unsicheren Zeiten. Und für Statistiker sehr lehrreich.

TIPP: Zwar geben auch die besten offiziellen Zahlen die Realität nur verzögert wieder. Wichtig ist aber in jedem Fall zu wissen, welche Quellen seriös sind:

- Robert Koch-Institut – Situation in Deutschland:
  www.rki.de/covid-19
- Johns Hopkins University – weltweiter Überblick:
  https://coronavirus.jhu.edu/
- Für Daten-Junkies ein spannendes Open-Source-Daten-
  projekt: https://nextstrain.org

18

Ist eine Pandemie zwangsläufig schlimmer als eine Epidemie?

Wann spricht er endlich aus, dass die Corona-Epidemie zur Pandemie wurde? Warum wartet er so lange? Wohl selten zuvor hing die Welt so sehr an den Lippen eines WHO-Generaldirektors. In der Regel erlangt der Chef der Weltgesundheitsorganisation keine größere Prominenz. Anders beim Äthiopier Tedros Adhanom Ghebreyesus. Noch im März war die Spannung zu spüren, wann er endlich das P-Wort aussprechen würde. Doch die WHO beschränkte sich weiterhin auf die »Möglichkeit einer Pandemie«. Bis zum 11. März.

Dabei waren die Kriterien doch eigentlich vorher schon erfüllt gewesen: Am 26. Februar wurde der erste Fall von COVID-19 in Brasilien bestätigt – und damit auch auf dem letzten der sechs Kontinente. Spätestens jetzt war das neuartige Coronavirus tatsächlich weltweit angekommen. Zur gleichen Zeit hatten sich die Ketten der Ansteckung in Norditalien im Ungewissen verloren. Sie ließen sich nicht mehr zu ihrem Ursprung zurückverfolgen. Das Virus verbreitete sich nun unkontrolliert, auch in die angrenzenden Länder. Ärzte in Deutschland verschoben ihre Hoffnung nun recht pragmatisch darauf, noch möglichst viel Zeit zu gewinnen, damit erst einmal die Grippewelle vorbeiziehen könne.

Zur Einordnung zunächst ein paar wichtige Begriffsdefinitionen: Eine Krankheit, die zeitlich und räumlich begrenzt auftritt, nennen Mediziner eine Endemie. Auch wenn die Malaria für die betroffenen Länder verheerende Auswirkungen hat und jedes Jahr 300 Millionen Menschen daran erkranken, sie bleibt eine »Tropenkrankheit«. (Dass im Zuge steigender

Durchschnittstemperaturen zuletzt auch in Europa Malaria-übertragende Anophelesmücken gesichtet wurden, könnte in den kommenden Jahren noch ein spannendes Thema werden.)

Steigen die Erkrankungszahlen unerwartet und sprunghaft an, ist von einer Epidemie die Rede. Sie tritt regional beschränkt auf, breitet sich innerhalb dieser Grenzen aber unkontrolliert aus. Ein Beispiel dafür ist das Ebolafieber, an dem zwischen 2014 und 2016 in mehreren Staaten Westafrikas mehr als 28 000 Menschen erkrankt sind. 11 000 Tote waren die schreckliche Bilanz. Dennoch hatte Ebola über das Epidemiegebiet hinaus kaum Auswirkungen. Nicht zuletzt die hohe Sterblichkeitsrate verhinderte eine weitere Ausbreitung.

Anders bei einer Pandemie, die sich nicht mehr in regionalen Grenzen halten lässt. Die Krankheit kann dann potenziell an jedem Ort der Welt auftreten. Globale Handelsverbindungen und für die Masse erschwingliche Flugreisen beschleunigen diese Entwicklung noch. Dies zeigen die Beispiele SARS und Schweinegrippe (Influenza-A-Virus H1N1) aus den vergangenen Jahren eindrücklich. Aber auch ohne Flugzeuge konnten Seuchen wie die Spanische oder die Hongkong-Grippe im vergangenen Jahrhundert den ganzen Erdball in den Würgegriff nehmen.

Warum also die verbale Zurückhaltung beim neuartigen Coronavirus? »Es bringt keinen konkreten Nutzen, den Begriff Pandemie sorglos zu verwenden. Aber es birgt beträchtliche Risiken, weil es völlig unberechtigte Ängste und Stigmata unnötig verstärkt und die Systeme paralysiert«, sagte WHO-Generaldirektor Tedros Ende Februar. Worte schaffen Fakten. Fällt der Begriff der Pandemie, tun sich schnell Science-Fiction-Szenarien völlig überforderter Krankenhäuser und weltweiter Panik auf. Förderlich für einen nüchternen Umgang ist dies nicht.

Vor allem aber hatte die WHO schon am 30. Januar einen

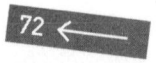

viel wichtigeren Schritt vollzogen: Tedros hatte den »Public Health Emergency of International Concern« (PHEIC) ausgerufen, also eine gesundheitliche Notlage von internationaler Tragweite. Dieser Notstand ist die maximale – und einzige – globale Warnstufe, die die Weltgesundheitsorganisation zur Verfügung hat. Seit 2005 trat dieser Fall bereits fünfmal ein: während der Zika-, der Polio- und der zwei Ebola-Epidemien sowie im Zuge der Schweinegrippe. (Früher berief man sich auf ein sechsstufiges Warnsystem, in das der Verlauf einer Pandemie eingestuft wurde. Dies ist nicht mehr gültig.)

Überschreitet die WHO diese Eskalationsstufe, erhöht dies den Druck, passende Medikamente und Impfstoffe zu entwickeln, vor allem aber notleidenden Ländern mit weniger gut entwickelten Gesundheitssystemen zu helfen. Im aktuellen COVID-19-Fall sagten die Vereinten Nationen, die Weltbank und der Internationale Währungsfonds Unterstützung in Milliardenhöhe zu. »Wir sitzen alle im selben Boot«, appellierte Tedros an internationale Solidarität. Das Virus könne nur gemeinsam aufgehalten werden. »Das ist die Zeit für Fakten, nicht für Angst.«

Daneben ermöglicht das Notstandsszenario der WHO auf juristischem Wege, einzelnen Mitgliedsstaaten Empfehlungen auszusprechen, welche Maßnahmen sie gegen die Epidemie ergreifen sollten: ein mächtiges Instrument, das aber nicht am Begriff der Pandemie hängt. Zumindest kann es aber als Eingeständnis dienen, dass Behörden sich nicht mehr in der Lage sehen, die Ausbreitung eines Virus zu stoppen. Dann müssen andere Strategien verfolgt werden, zum Beispiel indem Sportveranstaltungen und Messen abgesagt werden oder Schulen geschlossen bleiben und Ausgangsbeschränkungen verhängt werden. Wann und wie nationale Pandemiepläne umgesetzt werden, ist aber Sache der einzelnen Länder und Regionen.

TIPP: Lassen Sie sich nicht von Begrifflichkeiten wie »Pandemie« und »internationale Notlage« verunsichern. Sie dienen vor allem Gesundheitsexperten zur professionellen Beurteilung, wie sich eine Krankheit ausbreitet.

19

Seitdem der Mensch sesshaft wurde, finden Krankheitserreger in der Zivilisation, im menschlichen Zusammenleben, eine ergiebige Brutstätte. Spuren der Pockenkrankheit führen bis ins antike Ägypten. Pestbakterien rafften im Mittelalter ganze Landstriche dahin. Und die Urbevölkerung Mittel- und Südamerikas gefährdeten die eingeschleppten Masern heftiger als die Waffen der europäischen Eindringlinge. Aber keine Seuche forderte vergleichbar viele Todesopfer wie die Spanische Grippe zwischen 1918 und 1920: mindestens 20 Millionen, manche Quellen gehen sogar von bis zu 50 Millionen Toten weltweit aus. So viele Opfer forderte nicht einmal der Erste Weltkrieg. Für das Deutsche Reich beziffert das Robert Koch-Institut die Zahl auf 426 000.

In den Schützengräben des zu Ende gehenden Weltkriegs fand das Virus einen idealen Nährboden in der Enge zwischen ausgemergelten Körpern sowie katastrophalen hygienischen und medizinischen Zuständen. Winzige Tröpfchen beim Niesen oder Husten reichten aus, um die Krankheit zu übertragen. Sie begann mit Husten, Fieber, Kopf- und Gliederschmerzen, häufig rotbraunen Flecken im Gesicht. Für viele endete sie mit einer schweren Lungenentzündung, hervorgerufen durch Bakterien, und einem qualvollen Tod. Nicht nur Alte und Kinder fielen wie sonst der Grippe zum Opfer, sondern auffällig viele 20- bis 40-Jährige. Zu verstehen war dies nicht.

Kurz nach Kriegsende kroch die Seuche mit den Soldaten aus den Schützengräben und verbreitete sich rasend schnell in alle Himmelsrichtungen. Selbst auf der Südseeinsel Samoa kostete die Spanische Grippe einem Fünftel der Bevölkerung das Leben. Damit gilt die Spanische Grippe als Prototyp einer modernen Seuche.

Sie wütete in mehreren Wellen noch zwei Jahre lang. Antibiotika waren noch nicht entwickelt. Der Erreger, eine besonders aggressive Variante des Influenza-A-Virus mit dem Kürzel H1N1, wurde erst 1933 identifiziert. Er ähnelt jenem Virus, das viel später, im Jahr 2009, die Schweinegrippe hervorrufen sollte.

Wo die Spanische Grippe ihren Anfang nahm, ist bis heute nicht final geklärt. Eine gängige Theorie ist, dass das Virus im Mittleren Westen der USA von Schweinen auf den Menschen übersprang. In einem Rekrutenlager in Kansas registrierten Militärärzte im März 1918, dass sich Grippefälle schlagartig häuften. Um die beginnende Seuche einzudämmen, war es allerdings schon zu spät. Infizierte Soldaten waren bereits auf dem Weg über den Atlantik.

Der Name der Spanischen Grippe führt derweil in die Irre. Der Ursprung lag mitnichten auf der Iberischen Halbinsel. Die spanische Presse berichtete allerdings als erste umfänglich und ohne Zensur über die Epidemie. Das Land war im Weltkrieg neutral, die Presse konnte die Seuche thematisieren, ohne vermeintlich die Kriegsmoral zu beschädigen.

Im Gegenteil zum Deutschen Kaiserreich, wo der Volksmund hinter vorgehaltener Hand von der »Lungenpest« sprach. Ärzte waren ratlos, die Presse unterlag einer staatlichen Zensur, die Verwaltung reagierte kaum. Aus heutiger Sicht ist klar, dass es zum Brandbeschleuniger werden kann, wenn der Bevölkerung Informationen vorenthalten werden, wenn vertuscht und zu lange gezögert wird, Massenversammlungen zu verbieten. Quarantänemaßnahmen kamen zu spät. Mit dem Ansturm an Kranken kamen die Kliniken wenig später nicht mehr zurecht, Pfleger und Ärzte wurden schnell selbst zu Patienten.

Welche Maßnahmen eine Epidemie verlangsamen können, lässt sich für die Spanische Grippe heute auf der Grundlage von Daten aus den USA rekonstruieren. Im September 1918 kamen in Philadelphia mehr als 200 000 Menschen auf den Straßen zusammen, um mit einer Parade die Moral der in Europa kämpfenden Soldaten zu unterstützen – obwohl Mediziner ausdrücklich vor Massenveranstaltungen gewarnt hatten. Die Verantwortlichen wollten das öffentliche Leben aber nicht einschränken. Drei Tage später waren alle Krankenbetten in den Kliniken Philadelphias belegt. Kurz darauf starben etwa 2600 Menschen an der Spanischen Grippe.

Die Stadt St. Louis ging einen anderen Weg. Wenige Tage, nachdem die ersten Influenzafälle diagnostiziert waren, ließen die Stadtoberen die Schulen schließen und untersagten öffentliche Veranstaltungen. Am Ende der Epidemie waren in St. Louis pro 100 000 Einwohner 347 Menschen an der Spanischen Grippe gestorben. In Philadelphia waren es mit 719 mehr als doppelt so viele.

TIPP: Seien Sie auch in unsicheren Zeiten skeptisch bei kuriosen Heilsversprechen, und lernen Sie aus der Geschichte: Im Zuge der Spanischen Grippe war die Medizin in ihrem Glauben an Wissenschaft und technischen Fortschritt mit einer heftigen Vertrauenskrise konfrontiert. In den USA erhielten angebliche Wunderheiler viel Gehör, auch die Homöopathie erlebte einen ersten Boom. Dass sie ein wirksames Mittel gegen aggressive Viren im Angebot hat, konnte sie aber nie nachweisen.

Wie sich die Meldungen doch gleichen. Im Jahr 2003 konstatierte die Weltgesundheitsorganisation: »SARS demonstriert auf dramatische Weise, welche verheerenden globalen Folgen eine neu auftretende Infektionskrankheit verursachen kann.« Fast unbemerkt von der Weltöffentlichkeit hatte sich im November 2002 in der südchinesischen Provinz Guangdong das bis dahin unbekannte SARS-Virus ausgebreitet. Fieber, Husten und Atemnot waren typische Symptome, eine schwere, neuartige Form der Lungenentzündung das Zeichen für einen schweren Verlauf. Kein Antibiotikum half.

Im Februar 2003 dann häuften sich schlagartig die Fälle in Hongkong und Vietnam, von dort aus zog die Seuche ihre Kreise über alle Kontinente. In 32 Ländern infizierten sich mehr als 8000 Menschen, etwa 800 von ihnen – und damit jeder zehnte – erlagen dem Leiden. Die erste Pandemie des neuen Jahrtausends verdeutlichte in Zeitraffermanier, wie rasant sich ein Virus über die globalisierte Welt ausbreiten kann.

Am 23. November 2012, etwa neuneinhalb Jahre später, vermeldete das Deutsche Zentrum für Infektionsforschung (DZIF) in Berlin: »Sechs Patienten an dem neuen Coronavirus erkrankt.« Von Saudi-Arabien aus breitete sich das MERS-Virus auf die ganze Region (daher »Middle East Respiratory Snydrome«), später dann auf 27 Länder weltweit aus.

Wie bei SARS tauchte scheinbar aus dem Nichts ein gefährlicher neuer Erreger aus der Familie der Coronaviren auf, die man bis dahin vor allem mit vergleichsweise harmlosen Erkältungen in Verbindung gebracht hatte. Wieder ein neuartiges

Coronavirus, das vermutlich von Fledermäusen über einen Zwischenwirt – in diesem Fall Dromedare – auf Menschen übergegangen war. Wieder ein neuartiges Coronavirus, das bei schweren Verläufen eine unbekannte Form schwerer Lungenentzündungen auslöste. Wie sich herausstellte, lassen sich in Blutproben von Kamelen MERS-Antikörper bis in die 1980er-Jahre zurückverfolgen. Demnach wäre das Virus bereits bis zu 30 Jahre lang zirkuliert, bevor sich 2012 ein 60-jähriger Kamelbesitzer in Saudi-Arabien als erster Mensch damit infizierte.

Zwar blieb MERS weitestgehend auf die arabische Halbinsel beschränkt, seither haben sich damit aber 2500 Menschen infiziert, etwa jeder dritte von ihnen ist gestorben. Auch in Deutschland gab es einen Todesfall. Noch am 29. Januar 2020 meldete das DZIF, man arbeite an einem neuen Ansatz für eine MERS-Therapie. Denn vollständig zum Erliegen hat man das Virus bis heute nicht gebracht. Und ein Impfstoff befindet sich erst im Stadium der klinischen Prüfung – gegen SARS-Viren wurde er nie zu Ende entwickelt.

Dies sei ein unverzeihliches Versäumnis, beklagen Wissenschaftler angesichts der COVID-19-Krise. Hätte man konsequent weiter an einem Impfstoff gegen SARS gearbeitet, wäre der Entwicklungsweg nun vielleicht nicht so weit. Viel zu schnell, lamentieren andere Gesundheitsexperten, verliere die Wissenschaft das Interesse – und wichtige Forschungsgelder –, wenn eine Krankheitswelle erst einmal abgeflaut sei.

Dass eine überstandene Epidemie nicht ohne Konsequenzen bleiben muss, beweisen einige nationale Gesundheitssysteme, die den Kampf gegen das SARS-Virus an vorderster Front erlebt hatten und nun sehr entschlossen auf die COVID-19-Bedrohung reagierten. Ohne auf totale Isolation zu setzen wie der große Nachbar China, waren zum Beispiel in Singapur Notfallpläne längst ausgearbeitet, bevor dort am 23. Januar 2020 der erste Fall registriert wurde. Nach der SARS-Epidemie hatte der Stadtstaat die verfügbaren Betten auf Isolierstationen deutlich ausgebaut. Hongkong machte die Grenzen schon sehr früh zu – erst zum Nachbarland China, später auch für Europäer und US-Amerikaner, die ohne 14-tägige Quarantäne nicht mehr einreisen durften. Zu einer Geisterstadt, wie während der SARS-Epidemie, hatte sich Hongkong trotz der Nähe zu China erst einmal nicht entwickelt.

Um Infektionsketten von Beginn an im Detail zurückverfolgen zu können, griffen die extra geschulten Behörden in Südkorea auch auf sensible Informationen wie Bewegungsdaten von Mobiltelefonen, auf Kreditkartenabrechnungen oder Aufnahmen von Überwachungskameras zurück. Bis zu 15 000 SARS-CoV-2-Tests führten sie zeitweise pro Tag durch – so engmaschig wie nirgendwo sonst auf der Welt. Über die nötige Infrastruktur verfügte Südkorea dabei nicht immer schon. Erst nach dem MERS-Schock von 2013, als 200 MERS-Infektionen das Land in Panik versetzten, wurden sie konsequent ausgebaut. Damit sich Geschichte nicht wiederholt.

TIPP: Verfolgen Sie in den aktuellen Medien, wie schnell es der globalen wissenschaftlichen Gemeinschaft gelingen wird, einen Impfstoff gegen das neuartige Coronavirus zu entwickeln. Aus Fehlern der Vergangenheit scheint man gelernt zu haben.

21

Wie gut war das deutsche Gesundheitssystem auf eine Pandemie vorbereitet?

Wie fühlt sich die »Ruhe vor dem Sturm« eigentlich an, in der Bundesgesundheitsminister Jens Spahn das deutsche Gesundheitssystem Ende März 2020 wähnte? Während der Sturm bereits woanders wütete und in seinen Epizentren in Norditalien, Spanien oder New York verstörende Bilder produzierte? Es könnte ein Moment des stillen Durchatmens oder auch hektischer Betriebsamkeit sein.

Von beidem hatte es etwas, als die Deutsche Krankenhausgesellschaft Anfang April 2020 vermelden konnte, die Anzahl der Intensivbetten sei von 28 000 auf 40 000 erhöht worden, die Anzahl der Betten mit Beatmungsgerät – jenen Geräten, die andernorts so schmerzlich fehlten – von 20 000 auf 30 000. Schon zuvor waren für jeweils 100 000 Einwohner in Deutschland 34 solcher Plätze für Intensivmedizin zur Verfügung gestanden. Das ist mehr als in den USA mit 26 und deutlich mehr als in Spanien mit zehn und Italien mit neun. Im Ländervergleich scheint Deutschland gut gerüstet.

Ohne entsprechend ausgebildetes Personal ist ein Intensivbett aber nicht viel mehr als eine simple Liegestätte mit vielen Apparaten drum herum, die niemand bedienen kann. Den Pflegenotstand bezifferte das Deutsche Krankenhausinstitut kurz vor der Corona-Pandemie auf 17 000 unbesetzte Pflegestellen in deutschen Kliniken. Unter diesem Gesichtspunkt belegt das deutsche Gesundheitssystem keinen Spitzenplatz: Laut Bertelsmann Stiftung kommen auf 1000 Behandlungsfälle in deutschen Kliniken nur 19 Pflegekräfte. Im Durchschnitt der Industrienationen sind es 32.

Verschärft wurde dieses Problem noch dadurch, dass Atemschutzmasken, Schutzkittel und Desinfektionsmittel bereits vor dem Sturm knapp geworden waren: notwendige Schutzausrüstung also, damit Klinikmitarbeiter sich nicht selbst bald in Quarantäne begeben müssen. Der Materialwert einer Atemschutzmaske liegt im Centbereich. Zwar hatte das Bundesgesundheitsministerium Exportverbote veranlasst und bis Ende März an die Bundesländer und die Kassenärztlichen Vereinigungen knapp 20 Millionen Masken, 15 Millionen Handschuhe, 130 000 Schutzanzüge, 23 000 Schutzbrillen sowie 91 000 Liter Desinfektionsmittel verteilt. Es reichte trotzdem nicht. Recherchen von WDR und NDR belegen, dass der Preis für Masken der zweithöchsten Schutzklasse bei einem Pharmagroßhändler von den üblichen 45 Cent bis Ende März auf über 13,50 Euro geklettert ist. Das ist ein Anstieg um 3000 Prozent. Dass das Robert Koch-Institut als oberste Seuchenschutzbehörde zwischenzeitlich dazu aufforderte, Masken mehrfach zu verwenden, wirkt da fast wie Hilflosigkeit.

Seit der Jahrtausendwende haben sich die meisten Seuchen vor allem auf den asiatischen Kontinent beschränkt. Schon 2005, während die Vogelgrippe die Welt verunsicherte, hatte die WHO aber die ganze Welt gewarnt, die Lage könnte außer Kontrolle geraten, Medikamente und Impfstoffe könnten knapp werden, wenn sich dieses Virus namens H5N1 erst einmal schneller von Mensch zu Mensch verbreiten würde. Zum Glück kam es nicht dazu. H5N1 war bei Weitem nicht so ansteckend wie SARS-CoV-2. Die WHO rief die Nationen dazu auf, Krisen- und Pandemiepläne zu entwickeln, um jederzeit vorbereitet zu sein. Das RKI kam dem 2005 nach.

Im Nationalen Pandemieplan steht zwar ausdrücklich, dass entsprechende Vorräte an Schutzausrüstung anzulegen sind – genauso wie sie ja auch für Öl- und Lebensmittelreserven existieren. Dass es dann im Ernstfall aber an so profanen Dingen wie Schutzmasken mangelt, taugt als Indiz dafür, wie schwierig es offenbar ist, Ressourcen zu mobilisieren, solange eine Pandemie nur ein sehr vages, theoretisches Szenario ist. Katastrophenschutz ist im föderalen System der Bundesrepublik Ländersache, was die Koordination zusätzlich erschwert. Daneben passt eine raumgreifende Lagerhaltung für den eher unwahrscheinlichen Fall einer Pandemie so gar nicht zu einem in den vergangenen Jahren auf Effizienz getrimmten Gesundheitssystem. Die Logik der Marktwirtschaft tickt eher nach dem Just-in-time-Prinzip.

All dies soll nicht darüber hinwegtäuschen, dass ausländische Journalisten und Politiker mit großem Interesse verfolgten, warum die Zahl der COVID-19-Todesopfer in Deutschland im internationalen Vergleich so lange so niedrig geblieben ist. Dieser Erfolg wurde weltweit gewürdigt. Verbesserungsbedarf gibt es trotzdem. Und Versäumtes nachzuholen ist immer nur die zweitbeste Lösung.

TIPP: Vielleicht kommt auch Ihr Arzt auf Sie zu, um eine Operation oder eine andere Behandlung erst einmal zu verschieben und so Kapazitäten für COVID-19-Fälle freizuhalten. Das sollten Sie mit ihm genau abwägen.

22

Von welchem Land lässt sich etwas abschauen – und von welchem nicht?

Dass sich ein Virus nicht von nationalen Grenzen aufhalten lässt, war auch vor SARS-CoV-2 bereits bekannt. Trotzdem gehen einzelne Länder ganz unterschiedlich mit der Gefahr um, die von COVID-19 ausgeht. Da ist lückenlose Transparenz zu beobachten, unterstützt durch modernste digitale Technologie. Auf der anderen Seite gibt es hartnäckige Versuche, das Virus zu verharmlosen und Zahlen zu vertuschen. Kompletter Lockdown steht mehr oder weniger unbeeindrucktem öffentlichen Leben gegenüber.

Fakt ist, dass es in den ersten Monaten der Pandemie in einigen betroffenen Ländern gelungen ist, die Kurve der Neuinfektionen abzuflachen, ohne das öffentliche Leben komplett herunterzufahren. Anfang April 2020 galt dies vor allem für die asiatischen Länder Südkorea, Singapur, Hongkong und Taiwan. Sie alle liegen nicht weit entfernt von China, dem vermuteten Ursprung der Pandemie. Gemeinsam haben sie außerdem, dass von Anfang an überdurchschnittlich viele Tests auf das neue Coronavirus durchgeführt wurden. Fällt ein Test positiv aus, werden die Infizierten möglichst früh isoliert, damit sie erst gar nicht zum Überträger werden können. Auch alle Kontaktpersonen begeben sich vorsorglich in Quarantäne, bis auch sie ein Testergebnis haben. Diese Strategie erfordert ein sehr gut ausgebautes Netz von Laboren und Testmaterial: »Lektion gelernt«, könnte man sagen, denn diese Kapazitäten wurden nach der Erfahrung der vorangegangenen SARS- und MERS-Epidemien konsequent ausgebaut, genauso wie Betten zur intensivmedizinischen Versorgung.

Zum Straßenbild in vielen asiatischen Länder gehörten Atemschutzmasken bereits vor COVID-19, weil es die Etikette dort so vorschreibt. Wenn jemand erkältet ist, soll die Maske andere vor Tröpfcheninfektion schützen. Wie gut der Schutz vor Mund und Nase tatsächlich wirkt, ist nicht durch Studien nachgewiesen. Er kann aber als Symbol dafür verstanden werden, dass auch andere Maßnahmen, etwa sich regelmäßig die Hände zu waschen oder einen Sicherheitsabstand zu Mitmenschen einzuhalten, eingeübt sind.

Aus Sicht des Infektionsschutzes klingt all dies beneidenswert vernünftig. Ganz ohne unterschwelligen Zwang geht es offenbar aber auch in den beschriebenen Ländern nicht. In Singapur drohen jedem, der sich nicht an Quarantäneauflagen hält, drastische Geldstrafen. Überwacht wird dies per Digitaltechnik. Auch in Südkorea werden Handy-Bewegungsdaten, Kreditkartenabrechnungen und die Aufzeichnungen von Überwachungskameras genutzt, um Infektionsketten lückenlos zu rekonstruieren und Infizierte zu überwachen. Über eine Website lässt sich für jeden Ort des Landes abfragen, wann sich wie viele Infizierte dort aufgehalten haben. Vollkommene Transparenz setzt also bei den Bürgern ein grundsätzlich anderes Verhältnis zum Schutz sensibler, persönlicher Daten voraus, als es in Europa üblich ist. Datenschutz wird weitestgehend dem Virenschutz geopfert. Ob diese Strategie auch auf Dauer aufgeht, wird sich zeigen.

Eine Strategie, die dagegen bereits in den ersten drei Monaten der Pandemie gescheitert ist, ist es, die Gesundheitsgefahr öffentlich zu verharmlosen – zum Beispiel, wenn Staatspräsidenten glauben, so nicht die Wirtschaft oder die eigene Wiederwahl zu gefährden. Dieses neue Virus sei »keine große Sache«, betonte US-Präsident Donald Trump Anfang März 2020 noch (auch wenn wenige Tage später ein Einreiseverbot für EU-Bürger verhängt wurde). Keine drei Wochen später beschwichtigte er lapidar: Wenn es den USA gelinge, die Zahl der Todesfälle auf 100 000 zu begrenzen, »dann haben wir alle zusammen einen sehr guten Job gemacht«. Kein Land der Erde hatte zu diesem Zeitpunkt auch nur annähernd so viele nachgewiesene Neuinfektionen wie die USA. Das Virus kleinzureden hatte es nicht aufgehalten. Im Gegenteil.

Der brasilianische Präsident Jair Bolsonaro sprach zur selben Zeit noch immer von der »kleinen Grippe«, die COVID-19 für ihn darstelle, und schüttelte inmitten von Menschenmassen die Hände seiner Anhänger. Man müsse alles dafür tun, dass diese »Fantasie« und »Hysterie« nicht Wirtschaft und Arbeitsplätze gefährde. Twitter fühlte sich genötigt, zwei von Bolsonaros Tweets zu löschen, weil sie dazu beitragen könnten, dass sich das Virus weiter ausbreitet, so das Unternehmen. Eine gewisse Weltfremdheit scheint dem Populismus auch in der Krise nicht abhandenzukommen.

Versuche, die Gefahr der Pandemie herunterzuspielen, lassen sich auch in autoritären Regimen ausmachen. In Russland wurden die ersten Corona-Todesopfer zu »Todesfällen durch Lungenentzündung« umgedeutet. Im Iran musste sich erst der Vizegesundheitsminister selbst mit dem neuartigen Coronavirus infizieren, bis dessen Existenz nicht mehr zu bestreiten war. Dass der ungarische Ministerpräsident Viktor Orbán die Gesundheitskrise nutzte, um das Parlament zu entmachten und sein Land über ein Notstandsgesetz unter dem Deckmantel der Krisenstrategie weiter in Richtung Diktatur zu rücken, ist nur eine weitere bedrückende Anekdote aus der Coronakrise.

Schließlich ist da noch ein typisches Muster, das Populisten und autoritäre Systeme im Angesicht von COVID-19 eint: Die Gefahr kommt immer von außen. Als »ausländisches Virus« bezeichnete es Trump. Den Schwarzen Peter schob China schließlich zurück, das Virus sei nach Wuhan aus dem Ausland eingeschleppt worden. Als die politische Führung dies behauptete, hatte China bereits eine wechselhafte Reise durch die Pandemie hinter sich: Im Dezember 2019 hatte das Regime konkrete Hinweise auf das neuartige Virus noch ignoriert, kurz darauf warnende Ärzte zum Schweigen gebracht. Nicht viel später machte die chinesische Krisentaktik eine Kehrwertwende hin zur totalen Isolation einer ganzen Provinz. Dass danach tatsächlich über Wochen eine Null in der Spalte »Neuinfektionen« auftauchte, darf zumindest angezweifelt werden. Der Inszenierung des Staatspräsidenten Xi Jinping als tapferem Anführer auf der politischen Weltbühne hätten andere Zahlen schließlich geschadet.

Dieser Schnelldurchlauf um die Welt ließ Regionen außen vor, die sich angesichts der Pandemie mit ganz eigenen Herausforderungen konfrontiert sehen. Dazu gehören afrikanische Nationen genauso wie der Norden Syriens oder das dicht besiedelte Indien, dessen Ausgangssperre über 1,3 Milliarden Menschen chaotisch verlief. Ein Patentrezept gibt es für kein Land. Um voneinander zu lernen, sollten sich einzelne Staaten und Staatenbünde wie die EU aber lieber über ihre Strategien austauschen, anstatt sich voneinander abzugrenzen.

TIPP: Eine Pandemie vor der eigenen Haustür darf nicht darüber hinwegtäuschen, dass das Coronavirus auch die ärmsten Regionen der Welt trifft. Spenden an Organisationen wie die Welthungerhilfe oder den Corona-Nothilfefonds des Deutschen Roten Kreuzes helfen.

23

Rutschen die Börsen wegen
der Corona-Pandemie
in eine neue Finanzkrise ab? ←

Während das Virus SARS-CoV-2 ganze Nationen lahmlegte, standen die Börsenkurse alles andere als still. Noch Mitte Februar, während Teile Chinas bereits in Quarantäne verharrten, verzeichneten Indizes Allzeit-Rekordhochs – um dann in Rekordgeschwindigkeit umso brutaler einzubrechen. Im S&P 500, jenem Aktienindex, in dem die 500 größten US-Unternehmen gelistet sind, ging bis Ende Februar innerhalb von nur sieben Handelstagen ein Marktwert von über vier Billionen Dollar verloren. In Ziffern: 4 000 000 000 000. Diese Summe entspricht dem jährlichen Bruttoinlandsprodukt Deutschlands. Zeitweise musste in New York der Handel ausgesetzt werden, weil die Kurse zu schnell abrauschten.

In Deutschland sah es nicht viel anders aus: Nach Tagesverlusten von bis zu 12 Prozent hatte der deutsche Leitindex DAX in den ersten vier Wochen des Absturzes fast 40 Prozent an Wert verloren. Während der Finanzkrise 2008 und 2009 hatte sich der DAX rund 100 Tage Zeit gelassen, um diese Fallhöhe zu erreichen. Auch die Nachricht, dass der Preiskampf zwischen Saudi-Arabien und Russland die Preise für Erdöl in den Keller drückte – in normalen Zeiten eine gute Nachricht für Verbraucher wie Anleger –, verhallte, ohne die Börsen zu beruhigen.

In Coronazeiten ist eben nichts normal. Die Unsicherheit, wie lange die Epidemie anhalten wird, welches Land sich als Nächstes in den Lockdown-Zustand versetzt, wo die Lieferketten zusammenbrechen könnten, ist Gift für Aktienmärkte. Aus Unsicherheit wird in einem sich selbst verstärkenden Strudel leicht Panik: abstoßen, was geht, und sich in den vermeintlich sicheren Hafen von Gold und Staatsanleihen retten.

Also alles so, wie die Welt es schon 2008 erlebt hatte, nachdem die Bank Lehman Brothers pleitegegangen war und die Welt in eine globale Finanzkrise abrutschte? Der zentrale Unterschied ist, dass die Krise von 2008 das heftige Symptom eines kranken Finanzsystems war, das zu wenig reguliert war und sich an faulen, riskanten Wertpapiergeschäften heftig verschluckt hatte. Als das System kollabierte, war dies eine hausgemachte Krise der Finanzwelt, die auch die reale Wirtschaft mit sich zu reißen drohte. Die Devise für Politik und Zentralbanken war, erst einmal den Bankensektor zu stützen. Diese Maßnahmen waren teuer, aber sie wirkten.

Die Coronakrise ist anders: Die Bedrohung, die die Börsenkurse einstürzen lässt, ist ein ganz reales Virus, das eine ganz reale, gefährliche Krankheit auslöst. Auf das Wirtschaftssystem bezogen attackieren die Infektionsherde in dieser Krise nicht nur das Finanzwesen, sondern fast alle Branchen: die Eckkneipe, den Friseurladen und den Konditor genauso wie den mittelständischen Logistikdienstleister bis zum global aufgestellten Autokonzern. Wofür Menschen normalerweise ihr Geld in den Wirtschaftskreislauf bringen – zum Friseur gehen, in den Urlaub fahren, ein Auto kaufen, Messen und Konzerte besuchen, Klamotten shoppen, in Restaurants essen –, tun sie erst einmal stark eingeschränkt oder gar nicht mehr: weil sie Angst vor Ansteckung haben, weil sie kaum vor die Tür treten dürfen oder weil sie größere Investitionen in die Zukunft verschieben.

Während der Finanzkrise von 2008 beruhigte es immens, wenn die Bundesregierung den Bürgern zusicherte, ihre Sparguthaben seien sicher. Die Zentralbanken hatten mächtige Werkzeuge zur Hand. Sie senkten die Leitzinsen immer weiter, um das Bankenwesen zu stützen. Die Europäische Zentralbank reagierte auch Ende März 2020 und kündigte an, Anleihen im gigantischen Wert von 750 Milliarden Euro anzukaufen, um Geld in den Wirtschaftskreislauf zu pumpen. Am Leitzins konnte sie aber nicht mehr drehen. Er war, unter anderem als Spätfolge der vorangegangenen Finanzkrise, bereits bei null verankert. Die Hebel sind seit 2008 kürzer geworden.

Auch eine internationale Kraftanstrengung, wie sie die G-20-Staaten damals gemeinsam gestemmt haben, ist zu Beginn der Pandemie nicht in Sicht. Der Gipfel der G-7-Staaten, also der bedeutendsten Industrienationen, fand Ende März 2020 zwar per Videokonferenz statt. Hoffnungsvolle Bilder sendete das virtuelle Treffen allerdings nicht aus, sondern eher ein Bild unvereinbarer Zwietracht: Nicht einmal darauf, wie man dieses Virus nennt, konnte man sich einigen. Die USA bestanden auf dem Namen »Wuhan-Virus«. Die Wochen und Monate, bevor das neuartige Coronavirus die Welt überrollte, waren ohnehin eher von Handelskriegen und Kräftemessen geprägt als von globaler Kooperation. In erster Linie ist jedes Land mit sich selbst und der unmittelbaren Gefahr für die Gesundheit der eigenen Bürger beschäftigt. Passend zu den Einreisebeschränkungen innerhalb der Europäischen Union bauten die Finanzminister der Mitgliedsländer zunächst einmal Rettungsschirme für die Wirtschaft, die lediglich die Spannweite nationaler Grenzen hatten.

Positive Signale sind in der Krise wichtig. Sobald die ersten nationalen Konjunkturpakete verabschiedet waren, setzte an den internationalen Börsen erneut Schnappatmung ein – dieses Mal in Form rekordverdächtiger Sprünge nach oben. Wohl keine Nachricht könnte in der Börsenwelt aber mehr Zuversicht verbreiten als ein wirksames Medikament oder ein verfügbarer Impfstoff gegen COVID-19. Sieht man sich die historischen Kursverläufe von Börsenindizes an, zeigt sich, dass es nach jedem tiefen Tal auch wieder nach oben gegangen ist. Man sollte sich aber davor hüten, diese Beobachtung automatisch als Selbstläufer anzunehmen.

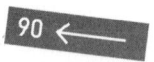

TIPP: Wann die Börsenindizes ihre Talsohle erreicht haben, lässt sich kaum vorhersagen. Die Tiefstände auf dem Aktienmarkt können für Neuanleger aber der richtige Moment sein, um zu niedrigen Kursen in den Aktienhandel einzusteigen, zum Beispiel mit breit streuenden börsengehandelten Fonds, sogenannten ETFs.

24

Welche Maßnahmen retten die Wirtschaft?

»Whatever it takes.« Was auch immer es kostet. Vermutlich waren es gar nicht sosehr die dreistelligen Milliardenhilfen, sondern eher diese drei Wörter, mit denen Mario Draghi, damals Präsident der Europäischen Zentralbank, am 26. Juli 2012 das Ruder herumriss, um das Projekt der Europäischen Währungsunion zu retten. Nicht weniger Trotz klang durch, als in den ersten Wochen der Corona-Pandemie einige Politiker sich dieses Bonmots bedienten, gemischt mit ein bisschen »Wir schaffen das«-Rhetorik. Positive Botschaften sind für Börsenkurse genauso wichtig wie für das »echte« Wirtschaftsleben.

Das Ausmaß, wie schwer dieses Leben an SARS-CoV-2 erkrankt ist, war Ende März 2020 noch nicht gänzlich abzuschätzen. Das Münchner ifo Institut für Wirtschaftsforschung versuchte es als eines der ersten: Die Folgen der Pandemie könnten Deutschland zwischen 255 und 729 Milliarden Euro kosten, je nachdem, ob die Wirtschaft für zwei oder drei Monate quasi stillsteht. Diese Dimensionen würden »alles übersteigen, was aus Wirtschaftskrisen oder Naturkatastrophen bekannt ist«, so die Wirtschaftswissenschaftler. 1,4 Million Vollzeitjobs könnten wegfallen.

Wenn Unternehmen und Bürger kein Geld mehr ausgeben, weil sie tief verunsichert sind oder es gar nicht können, da Geschäfte und Restaurants geschlossen sind, müssen Politik und Notenbanken einspringen und Geld in den Kreislauf pumpen. Damit, so die Hoffnung, lässt sich der Sog schlechter Nachrichten durchbrechen. Mit einem recht entschlossenen »Whatever it takes« verabschiedete der Bundestag am 25. März in Rekordzeit ein Hilfspaket mitsamt einer Neuverschuldung in Höhe von 156 Milliarden Euro. Dieses Geld soll schnell und möglichst unbürokratisch im Wirtschaftsleben ankommen. Kleinunternehmen und Selbstständige, die kaum Kredite bewilligt bekämen, erhalten Soforthilfen. Auch Steuern müssen nicht sofort bezahlt werden, wenn es nicht möglich ist. Über Kreditprogramme sollen größere Unternehmen gestützt werden, außerdem steht der Staat für Verbindlichkeiten gerade. Großzügige Kurzarbeiterregelungen sollen Massenentlassungen zuvorkommen: Wenn die Nachfrage wieder anzieht, sollen Unternehmen mit der Produktion schnell darauf reagieren können und nicht erst neue Arbeitnehmer einstellen müssen. Zu selben Zeit schickte die US-Regierung ein Konjunkturpaket in Höhe von 2 Billionen Dollar auf den Weg.

Wenn die Nachfrage einschläft, ist dies aber nur die eine Seite des Wirtschaftens. Einen mindestens genauso großen Schock versetzte Corona der Angebotsseite, nachdem die chinesische Regierung die Region Hubei abgeriegelt hatte. Fabriken waren von heute auf morgen dicht. Wie empfindlich die weltweit engstens vernetzte Ökonomie darauf reagierte, zeigte sich in Deutschland mit jener Verzögerung, die ein Transportschiff benötigt, um von China aus in einen deutschen Hafen einzulaufen – ohne die bestellten Produkte und Einzelteile. Je enger Produktions- und Lieferketten über mehrere Länder verflochten sind, umso leichter fällt die ganze Kette auseinander, wenn ein Glied herausrutscht.

Einfach zu erklären ist dies am Beispiel eines T-Shirts: Die Baumwolle kommt zum Beispiel aus den USA, zu einem Stoff gewebt wird sie in der Türkei, der in Bangladesch seine Farbe erhält. Zu einem T-Shirt zusammengenäht wird der Stoff dann in China. Das Reich der Mitte ist aber nicht nur eines der Zentren der weltweiten Textilproduktion. Gerade in der Provinz

Hubei werden auch viele Einzelteile für Autos oder Handys gefertigt, die an einem Tausende Kilometer entfernten Ort zu einem Produkt zusammengebaut und verkauft werden. Kommt ein einziges Teil nicht rechtzeitig an, bleiben auch alle anderen liegen. Eine Art umgekehrter Dominoeffekt.

Neu sind diese Abhängigkeiten der globalen Arbeitsteilung nicht. Unternehmen kaufen Waren oder Dienstleistungen dort ein, wo die Preise niedrig sind, und verlagern einzelne Produktionsschritte dorthin. Zum größeren Verhängnis als ein nicht mehr produziertes T-Shirt kann es innerhalb dieses gigantischen Kreislaufs werden, wenn Produkte wie Atemschutzmasken oder Arzneimittel nicht mehr dort ankommen, wo sie dringend benötigt werden.

Gerade bei Generika ist die Gewinnmarge sehr gering. Dies sind Medikamente, die Originalpräparate nachahmen, nachdem deren Patentschutz ausgelaufen ist. Um die Produktionskosten niedrig zu halten, sind die einzelnen Schritte oft über mehrere Länder verteilt. Zum Beispiel werden in Indien viele Antibiotika hergestellt. Die Wirkstoffe hierfür kommen aus China. Allein in der Provinz Hubei verortet das Bundesinstitut für Arzneimittel und Medizinprodukte (BfArM) die Herstellung von 48 Wirkstoffen, die es als »versorgungsrelevant« einstuft, also als wichtig für einen großen Teil der Bevölkerung. Auf dieser Liste stehen etwas mehr als 500 verschiedene Wirkstoffe.

Anfang März gab das BfArM Entwarnung. Zu einem pandemiebedingten Engpass werde es in deutschen Apotheken nicht kommen. Diese schätzten die Lage anders ein. Bereits für 2019 beziffert die Bundesvereinigung Deutscher Apothekerverbände (ABDA) die Anzahl nicht lieferbarer Arzneimittelpackungen auf 18 Millionen – doppelt so viele wie im Vorjahr. Das Problem scheint also nicht coronaspezifisch zu sein, sondern bereits vor der Pandemie begonnen zu haben.

Während der Coronakrise lässt sich in Echtzeit beobachten,

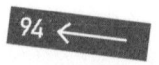

wie sich in Produktionsabläufen, die ansonsten so scheinbar selbstverständlich ineinandergreifen, Lücken auftun. Die Kritik am System wird lauter, zum Beispiel als Forderung, jedes Land möge in Zukunft erst einmal die eigene Versorgung sicherstellen. Viele Unternehmen haben aber bereits vor der Pandemie begonnen, weltweite Wertschöpfungsketten zurückzudrehen. Durch die Krise dürfte sich dieser Trend zur »De-Globalisierung« noch beschleunigen.

Globalisierung pauschal zu verteufeln und gleichzeitig eine »America first«-Logik zu adaptieren wäre jedoch zu kurz gegriffen. Globale Wertschöpfungsketten haben ohne Zweifel enorme Abhängigkeiten geschaffen, der Welt gleichzeitig aber auch großen Wohlstand beschert (auch wenn dieser ungleich verteilt ist). Deglobalisierung allein wird das Problem nicht lösen. Zum Beispiel zeigen erste Analysen, dass die Produktionsschritte, wenn sie erst einmal zurück am heimischen Firmensitz sind, vor allem von Robotern erledigt werden, weniger von Menschen.

Die Weltwirtschaft wird nach der Corona-Pandemie nicht mehr dieselbe sein wie zuvor. Ein Nachdenken über ihre zukünftige Gestalt hat gerade erst begonnen.

TIPP: Den lokalen Einzelhandel können Sie unterstützen, indem Sie bewusst vor Ort und weniger online einkaufen. Oder Sie kaufen jetzt Gutscheine für Restaurants oder Theater, die Sie später einlösen, damit die Betriebe ihre laufenden Kosten decken können. Künstlern und Musikern helfen Sie in der Krise, wenn Sie die Ticketpreise für ausgefallene Theateraufführungen oder Konzerte nicht zurückfordern. Vor allem, wenn es keine Superstars sind.

25

Wie viel Hamsterkauf für Krisenzeiten ist sinnvoll?

Das Webportal »The Local« erklärt auf unterhaltsame Weise Neuankömmlingen in mehreren europäischen Ländern, wie sie sich in ihrer neuen Heimat schnell einleben und zurechtfinden. Auf der Seite für Deutschland besonders beliebt ist die Rubrik »German word of the week«, also das deutsche Wort der Woche. Ende Februar 2020 fiel die Wahl auf den Begriff »Hamsterkauf«. Vor dem Hintergrund der zu diesem Zeitpunkt leer gekauften Supermarktregale war diese Entscheidung durchaus treffend: Toilettenpapier, Nudeln, Dosentomaten und -ravioli waren begehrt wie nie. Discounter türmten Wasservorräte und Konservendosen im Kassenbereich auf. Der Handelsverband Deutschland (HDE) vermeldete für den Einzelhandel ein Umsatzwachstum von 40 Prozent. In den Verkaufscharts von Amazon schoben sich nicht mehr nur Atemschutzmasken und Desinfektionsmittel nach vorn, sondern auch Stromgeneratoren, Benzinkanister, Gaskocher und Kurbelradios.

Der Duden definiert den Hamsterkauf als »Einkauf großer Mengen von Waren des täglichen Bedarfs, besonders von Lebensmitteln, zur Schaffung eines Vorrats, um von eventueller Verknappung oder Verteuerung dieser Waren unabhängig zu sein«. Im Englisch-Wörterbuch findet sich hierfür keine Analogie aus dem Tierreich. Hier lautet die Übersetzung schlicht »panic buying«, Panikkauf. Mutierten die Deutschen also von niedlichen Hamstern zu Preppern, jener ansonsten eher belächelten Spinnerszene aus den USA, deren Anhänger Vorräte horten und sich darauf vorbereiten, die Welt versinke bald im Zombie-Chaos?

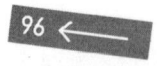

Der »Deutschlandtrend«, den die ARD in Auftrag gibt, zeichnete zur selben Zeit ein anderes Bild. Das Stimmungsbarometer bescheinigte den Deutschen Anfang März eine vorbildliche Besonnenheit. 66 Prozent der Bundesbürger würden demnach darauf vertrauen, das deutsche Gesundheitssystem habe das Coronavirus unter Kontrolle. Drei von vier würden sich nun bewusst häufiger die Hände waschen. Aber extra Vorräte anlegen? Das verneinten 89 Prozent der Befragten. Und am Ende will es keiner gewesen sein.

Die Realität auf dem Kassenband sah dagegen anders aus, das große Hamstern fand tatsächlich statt. Lieferengpässe drohten laut Einzelhandel trotzdem nicht. Es taugt aber als Symbol für tiefer gehende existenzielle Sorgen. Bilder aus abgeriegelten Städten in China und Norditalien befeuerten diese Angst. Man sollte sich davor hüten, sie nicht ernst zu nehmen. Vielleicht entfesselt sich die Hamsterbackendynamik aber auch erst, wenn sich Otto Normalverbraucher gezwungen sieht, die letzte Dose Chili con Carne aus dem Supermarkt mitzunehmen, eben weil es die letzte Dose ist und es ansonsten jemand anderes täte.

Das Bundesamt für Bevölkerungsschutz und Katastrophenhilfe (BBK) hält es nicht für sinnvoll, sich über das alltägliche Maß hinaus mit Lebensmitteln zu bevorraten. Genau dies kann nämlich schnurstracks zu Engpässen für jene Personen führen, die tatsächlich auf bestimmte Produkte angewiesen sind. Wie beim Engpass an Schutzkleidung und Desinfektionsmitteln, den Ärzte und Pfleger im Zuge der Corona-Epidemie erleben mussten.

Einen Grundvorrat auch für Zeiten anzulegen, in denen kein Virus grassiert, hält das zuständige Bundesamt aber für grundsätzlich sinnvoll. Ziel müsse sein, bei einer Katastrophe wie Hochwasser, Stromausfall oder Sturm zehn Tage lang ohne einen Einkauf überstehen zu können. Konkret heiße das pro Person:

- 20 Liter Getränke, abgepackt in Plastikflaschen oder Kanistern,
- 3,5 Kilo Getreideprodukte wie Brot, Kartoffeln, Nudeln und Reis,
- 4 Kilo Gemüse und Hülsenfrüchte in Gläsern oder Dosen,
- 2,5 Kilo Obst in Dosen oder Gläsern und Nüsse,
- 2,6 Kilo Milchprodukte,
- 1,5 Kilo Fisch, Fleisch, Eier oder – besser – Volleipulver,
- Fette und Öl,
- Fertiggerichte, Zucker, Honig, Marmelade, Mehl, Instantbrühe, Kekse.

Würde sich tatsächlich jeder Bundesbürger auf einen Schlag mit diesen noch vergleichsweise moderaten Mengen bevorraten, weil er es bisher nicht getan hat, wären die Supermarktregale vermutlich genauso leer, wie sie wochenlang in Deutschland aussahen. Das systematische Anlegen eines Vorrats nach Plan wäre aber ein sehr rationales Verhalten und kein von Ängsten geleiteter Panikkauf. Für die um Nachhaltigkeit Besorgten: Toilettenpapier kennt kein Verfallsdatum, bei Dosenravioli liegt es – unabhängig vom Geschmackserlebnis – weit in der Zukunft, und Nudeln sind in der Regel länger haltbar, als es das Etikett vorgibt.

Noch einmal zurück ins Tierreich: Die Backentaschen eines Goldhamsters reichen vom Unterkiefer bis hinter seine Schulterblätter. Bis zu 20 Gramm passen hinein. Das ist beachtlich. Um sich auf den Winterschlaf vorzubereiten, wird er sie immer bis zur Unterkante vollstopfen, auch wenn bei Käfighaltung die Kältestarre ausfällt. Einfach weil es in der Natur des Goldhamsters liegt.

TIPP: Lassen Sie sich von leeren Supermarktregalen nicht zu Panikkäufen verleiten. Der staatliche Katastrophenschutz ist für Notlagen gut gerüstet. Trotzdem kann es für den Ernstfall nicht schaden, immer einen Zehn-Tages-Vorrat an Lebensmitteln im Keller zu haben. Das Bundesministerium für Ernährung und Landwirtschaft bietet einen Rechner für das richtige Maß an:

www.ernaehrungsvorsorge.de

26

Ein deutscher Pass bringt Reisenden normalerweise einiges an Komfort. In die meisten Länder der Erde können deutsche Staatsbürger einreisen, ohne lange auf ein Visum warten zu müssen. Normalerweise. Am 6. März 2020 versicherte Bundesgesundheitsminister Jens Spahn noch, er halte »jede Maßnahme, die zur Einschränkung des Reiseverkehrs über die Grenze führt, angesichts dessen, was wir über das Virus wissen, (...) nicht für angemessen«. Israel hätte Spahn an diesem Tag im März aber schon nicht mehr ohne 14-tägige Quarantäne ins Land gelassen. Eine Woche später entfachte US-Präsident Donald Trump noch Entrüstung, als er EU-Bürgern für die kommenden 30 Tage die Einreise verbot. Nur vier Tage später waren auch die Außengrenzen der Europäischen Union dicht.

Wie schnell das Selbstverständnis einer global vernetzten Welt in Krisenzeiten doch ins Wanken gerät: Mitten in Europa bezogen Grenzbeamte wieder ihre Posten, das Auswärtige Amt weitete seine Reisewarnung auf nicht weniger als die ganze Welt aus. Zwischenzeitlich blieben 95 Prozent der Lufthansa-Flüge am Boden. Einigeln, Abschotten, Stillstand für die globale Gemeinschaft.

Gerade noch hatten die Gesundheitsminister der EU-Mitgliedsstaaten ihre Einheit im Kampf gegen die Pandemie beschworen. Als das Virus dann aber tatsächlich in Europa angekommen war, war sich bald jeder selbst der Nächste. Tschechien begann mit einem Exportverbot für medizinische Ausrüstung wie Schutzmasken, Deutschland zog zwischenzeitlich nach, bevor es dem Druck aus Europa nachgab. Um das Gesundheitssystem zu rüsten, gab die Bundesregierung eine Großbestellung über zehn Millionen Atemschutzmasken und 10 000 Beatmungsgeräte für den Notfall auf. Dies verschaffte ein bisschen Luft zum Durchatmen, um sich wappnen zu können für die drohende medizinische Katastrophe.

Diese Katastrophe war jenseits der Alpen zu diesem Zeitpunkt bereits live zu beobachten. In Italien riefen die Behörden um Hilfe. Krankenhäuser hatten nicht genügend Beatmungsgeräte zur Verfügung, Ärzte mussten entscheiden, welche Patienten sie behandeln und welche nicht mehr. Mediziner nennen diese Einteilung von Patienten »Triage«. Die Flugzeuge mit Hilfslieferungen landeten kurz darauf nicht aus den europäischen Nachbarländern, sondern erst einmal vor allem aus China, aber auch aus Kuba. Erst in der größten Not des Nachbarn erklärte sich Baden-Württemberg am 22. März bereit, COVID-19-Patienten aus dem überlasteten Elsass behandeln zu lassen. Vereinzelt wurden auch Patienten aus Italien nach Deutschland geflogen.

Dass das EU-Parlament recht schnell seine Sitzungen abgesagt hat, ist aus medizinischen Gründen nachvollziehbar und richtig. Dass der Europäischen Kommission während der Coronakrise im Grunde nur die Rolle blieb, die Außengrenzen noch fester abzuriegeln und zeitweise das Grundrecht auf Asyl auszusetzen, wirft aber einen eher dunklen Schatten auf das einst so hoffnungsvolle Gemeinschaftsprojekt Europa.

Ob es einer moralischen Rechtfertigung bedarf, in einer Krisensituation von bis dahin ungekanntem Ausmaß die Grenzen hochzuziehen und auf sich selbst zu schauen, soll an dieser Stelle nicht beantwortet werden. Auf eine existenzielle Gesundheitsgefahr scheint der Nationalstaat aber die passenderen Antworten parat zu haben. Schnelle Entscheidungen und entschiedenes Handeln sind gefragt, ohne sich erst langwierig mit Bündnispartnern abstimmen zu müssen. Gesundheits- und Krankenkassensysteme sind national organisiert.

Auch Pandemiepläne, in denen festgehalten ist, was im Falle einer grassierenden Krankheitswelle zu tun ist, sind mit einer nationalen Brille geschrieben.

Einem Virus ist gleichzeitig egal, welcher Nationalität sein Träger ist. Es reist mit ihm per Flugzeug, Auto oder Bahn auch über Staatsgrenzen hinweg. Wissenschaftliche Simulationen, veröffentlicht im Fachmagazin *Science*, zeigen zwar, dass die rigorose Abriegelung in China zu Beginn der Corona-Epidemie dem Rest der Welt etwas Zeit verschafft hat, sich vorzubereiten. Komplett aufhalten konnte sie das Virus letztlich nicht.

Wenn der US-Präsident SARS-CoV-2 als »ausländisches« Virus bezeichnet, ist dies wissenschaftlich gesehen natürlich Unsinn. Diese Aussage manifestiert aber die Grenzziehungen, die das neuartige Coronavirus der globalisierten Welt überstülpte. Das Böse, Bedrohliche lauert draußen. Aus dem Nichts kam dieser Trend zur Abschottung auch in Europa nicht. Rechtspopulisten haben diese Karte schon vor der Coronakrise gern ausgespielt. Zu durchlässig seien die Grenzen für Flüchtlinge – und jetzt eben für Viren. Einer recht ähnlichen Argumentation folgten nun auch Partnerstaaten der EU.

Abstand halten ist die Devise in dieser Krise. Im Zwischenmenschlichen gebietet dies die Solidarität untereinander. In der internationalen Staatengemeinschaft ist eher das Gegenteil der Fall.

TIPP: Das Auswärtige Amt aktualisiert laufend seine Reisewarnungen für das Ausland:
www.auswaertiges-amt.de.

Über Ihre Rechte bei bereits gebuchten Reisen informieren Sie zum Beispiel die Verbraucherzentralen:
www.verbraucherzentrale.de.

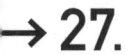

27

Olympia und die Fußball-EM: abgesagt. Schulen und Kindergärten: geschlossen. Abitur, Konzerte und Buchmessen: abgesagt. Kinos, Museen, Restaurants und Geschäfte: geschlossen. Ob man es nun Ausgangsbeschränkung oder Kontaktverbot nennt, ist zweitrangig. Fakt ist, dass die Freiheitsrechte zwischenzeitlich in einem Ausmaß eingeschränkt wurden wie noch nie zuvor in der Geschichte der Bundesrepublik Deutschland.

Rechtens ist das, auch in einer Demokratie: Um zu verhindern, dass sich eine gefährliche Infektionskrankheit ausbreitet, darf der Staat Grundrechte beschränken. So regelt es das Infektionsschutzgesetz. Seit Februar 2020 wird darin COVID-19 als meldepflichtige Krankheit gelistet – und Gesundheitsämtern damit ermöglicht, Quarantänemaßnahmen oder Berufsverbote gegenüber infizierten Menschen durchzusetzen. Paragraf 28 regelt daneben, inwieweit die Versammlungsfreiheit und die Unverletzlichkeit der Wohnung beschränkt werden dürfen. Juristisch lässt sich dies damit begründen, dass die Ausbreitung einer Krankheit verhindert und so das Recht bisher nicht infizierter Dritter auf Leben und körperliche Unversehrtheit geschützt wird, wie es Artikel 2, Absatz 2 des Grundgesetzes vorsieht. Eine Voraussetzung muss allerdings immer erfüllt sein: Ein Eingriff in die Grundrechte muss *verhältnismäßig* sein – wie auch immer diese Verhältnismäßigkeit angesichts einer globalen Gesundheitsgefahr in dieser Größenordnung zu definieren ist.

Der als Kontaktverbot politisch durchgesetzte Appell an

Vernunft und Solidarität scheint zu wirken. Google hat während der ersten Wochen der Pandemie regelmäßig anonymisierte Bewegungsdaten von Smartphones ausgewertet und etwa für Deutschland festgestellt, dass sich die Menschen in ihrer Freizeit bis Ende März tatsächlich um 77 Prozent weniger in der Öffentlichkeit bewegt haben. An Haltestellen des öffentlichen Nahverkehrs war um 68 Prozent weniger los.

Die Deutschen gehen diese Einschränkungen erstaunlich einhellig mit: Glaubt man dem Deutschlandtrend der ARD, bekundeten Anfang April ganze 93 Prozent der Bürger ihre Zustimmung zu den laufenden Maßnahmen, knapp zwei Wochen nach Beginn der bundesweiten Kontaktverbote. Auch der Deutsche Ethikrat billigte sie, forderte aber ein, dass parallel auch das Szenario für einen Ausstieg kommuniziert werden müsse. Es gebe eine große Ressource der Solidarität in der Gesellschaft. Diese Ressource bestehe aber »weder automatisch noch unbegrenzt«, warnte der Ethikrat: »Ungewissheit über das Ende solcher Maßnahmen führt mit zunehmender Dauer zur Entsolidarisierung und Demotivation.«

Als Kind war Vernunft immer dieses erwachsene Prinzip, das nicht wirklich einleuchten wollte. Gut, man war krank, fühlte sich schlapp und angeschlagen. Aber deswegen die ganze Zeit im Bett bleiben? Schweden wollte in dieser Krise einen Sonderweg gehen und auf die Vernunft der Bürger statt auf Verbote setzen. Nach wenigen Wochen schränkten auch hier die Behörden nach und nach die Bewegungsfreiheit ein. Bayerns Ministerpräsident Markus Söder schien der Vernunft der Menschen schon viel früher zu misstrauen, als er am 20. März Ausgangsbeschränkungen begründete: »Unser oberstes Gebot ist, die Menschen zu schützen. Und ich sage deutlich: auch vor sich selbst.«

Wie es seine Rolle verlangt, gab der Deutsche Ethikrat den besonnenen Mahner. Dem Schutz menschlichen Lebens dürften nicht »alle anderen Freiheits- und Partizipationsrechte

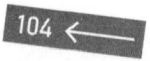

sowie Wirtschafts-, Sozial- und Kulturrechte bedingungslos untergeordnet werden«, sagte der Vorsitzende Peter Dabrock.

Zwar ist es kaum möglich, medizinischen Nutzen gegen ökonomische und soziale Kosten gegenzurechnen. Sie dürfen aber keinesfalls aus dem Blick geraten. Das beginnt bei Insolvenzen und der Verschuldung von Unternehmen, denen von heute auf morgen sämtliche Umsätze wegbrachen. Und es gilt für die psychische Gesundheit: Es ist typisches Symptom einer Depression, Angststörung oder Suchterkrankung, wenn man tagelang das Haus nicht verlässt und soziale Kontakte meidet. Umgekehrt können die Begleiterscheinungen eines Lockdowns diese Krankheiten auch erst hervorrufen oder verstärken. In Familien können die eigenen vier Wände zur Hölle werden, wenn dort vor allem Gewalt oder Missbrauch warten.

Man hätte so gern eine verbindliche Handreichung, was angesichts von COVID-19 verhältnismäßig ist und was nicht. Die gibt es aber nicht. Aufgabe der Politik ist dann umso mehr, immer wieder ganz penibel die Balance aus medizinisch Notwendigem und für die Freiheitsrechte Zumutbarem zu überprüfen. Solche Maßnahmen drehen sich nämlich nicht von alleine wieder zurück. Ist eine Hemmschwelle erst einmal überschritten, wirkt sie danach oft gar nicht mehr so unüberwindbar. Gewöhnen wir uns also lieber erst gar nicht an den Ausnahmezustand.

TIPP: Prinzipiell haben Sie die Möglichkeit, per Eilantrag gegen Ausgangsbeschränkungen Widerspruch einzulegen, wenn sie Ihnen unverhältnismäßig erscheinen. In der Coronakrise lehnten Gerichte solche Anträge bisher aber in der Regel ab.

28

Zugegeben, die Sprachnachricht war gut gemacht: Die Stimme der Frau wirkt sympathisch. Sie bezieht sich ganz konkret auf eine befreundete Wissenschaftlerin der »Uniklinik in Wien«. Und wenn es tatsächlich stimmt, dass Ibuprofen, dieses Schmerzmittel, das jeder kennt und fast jeder hin und wieder einnimmt, das Risiko erhöht, schwer an COVID-19 zu erkranken, muss das doch jeder wissen. Klingt authentisch. Oder?

Wie wirkmächtig Falschnachrichten über den Kurznachrichtendienst WhatsApp, diese eigentlich private Sphäre von Freunden und Vertrauten, sein können, ist ein relativ neues Phänomen. Die Medizinische Universität Wien dementierte die viral von Smartphone zu Smartphone verbreitete Sprachnachricht Mitte März 2020 sofort. Auch viele renommierte Wissenschaftler betonten, dass es keine haltbaren Beweise für diesen Zusammenhang gibt. Bundesgesundheitsminister Jens Spahn musste trotzdem Apotheken dazu auffordern, das Schmerzmittel Paracetamol nur noch rationiert abzugeben, nachdem die Nachfrage nach der Ibuprofen-Alternative in die Höhe geschossen war. Die Nachricht war in der Welt und nicht mehr einzufangen. Ein bisschen wie das Virus selbst.

Eine vergleichbar große Sogwirkung erreichten Falschnachrichten auf den bereits bekannten Wegen der sozialen Medien nur selten. Zahlreich waren sie trotzdem. Da verbreitete sich der Tipp, aufgeschnittene Zwiebeln, in der Wohnung ausgelegt, würden die Luft von Viren reinigen, indem sie die Krankheitserreger »aufsaugen«. Auch dass es helfe, alle 15 Minuten Wasser zu trinken, um das Coronavirus hinunterzuspülen, damit es von der Magensäure zersetzt wird, ist eher in die Kategorie »hanebüchen« einzuordnen. Dass SARS-CoV-2 in geheimen Laboren als biologischer Kampfstoff entwickelt worden sei oder erst durch den breiten Einsatz der 5G-Mobilfunktechnologie zu seiner Form hätte mutieren können, fällt dann bereits in den Bereich der Verschwörungstheorien. Verbreitung fanden all diese Falschnachrichten trotzdem.

Die Sorge um die Gesundheit ist bei vielen Menschen tief verankert. Wenn es wie in der Coronakrise kaum abgesichertes Wissen gibt, ist die Versuchung groß, falschen Informationen aufzusitzen, die diese Lücke zu füllen scheinen. Dass Menschen scheinbar gut gemeinte Ratschläge über ihr privates Netzwerk teilen, ist ihnen kaum zum Vorwurf zu machen. Hieraus sprechen meist mehr Verunsicherung und die Sorge um ihre Liebsten als böser Wille.

Doch an dieser öffentlichen Massenirritation scheint sich manch ein Trittbrettfahrer, der gezielt Fake News streut, berauschen zu können. Immerhin, regelmäßig Wasser zu trinken ist nicht gefährlich, sondern sogar gesund. Wenn auch aus anderen Gründen. Der Schaden besteht hier vor allem in weiterer Verunsicherung.

Ende Februar 2020 ließ das US-Außenministerium automatisiert 29 Millionen Twitter-Nachrichten zum Coronavirus auf ihren Wahrheitsgehalt überprüfen. 7 Prozent hätten falsche Behauptungen transportiert, so die Analyse. Einige dieser Falschinformationen sollen Anzeichen koordinierter Fake-News-Kampagnen gezeigt haben. Hinter der Infrastruktur, solche Kampagnen steuern zu können, müssen andere Interessen stehen als beim gewöhnlichen Krisen-Trittbrettfahrer. Aus der Politik ist bekannt, dass Falschnachrichten gezielt das Stimmungsbild in der Bevölkerung zu beeinflussen vermögen. Den Vorwurf, in Europa bewusst Unruhe zu schüren, machte ein EU-Bericht der russischen Regierung während der Corona-Pandemie. Wenn aber Vitamin C oder andere Nahrungsergänzungsmittel als Heilsversprechen angepriesen werden, um damit das Immunsystem gegen das Coronavirus aufzurüsten, stecken dahinter vermutlich meist rein wirtschaftliche Interessen und der Versuch, aus Angst Kapital zu schlagen. Tatsächlich liegt hinter solchen Behauptungen bei Facebook & Co. oft ein Link, unter dem das Produkt direkt zu bestellen ist. Vermeintlich guter Rat ist dort oft ziemlich teuer.

TIPP: Unwissen schützt nicht vor Verantwortung! Bevor Sie über soziale Netzwerke oder Kurznachrichtendienste eine Nachricht teilen und so vielleicht andere Menschen verunsichern, denken Sie lieber noch einmal nach:

– Macht die Quelle eindeutig klar, woher die Information stammt? Ist sie vertrauenswürdig?
– Finden Sie dieselbe Information auch in anderen Quellen?
– Wer könnte Interesse daran haben, dass sich gerade diese Information verbreitet?
– Fallen Ihnen Fehler in der Rechtschreibung oder Übersetzung auf?

Gut gemachte Faktenchecks bieten die Tagesschau www.tagesschau.de/faktenfinder und das gemeinnützige Recherchebüro Correctiv:
https://correctiv.org/faktencheck/coronavirus an.

Die Streamingplattformen Netflix, Amazon Prime und You-Tube gaben irgendwann klein bei und drosselten auf Bitte der EU-Kommission Ende März 2020 ihre Bildqualität, um die Netze nicht zu überlasten. Sorry, analoges TV: Wenn Menschen zu Hause bleiben müssen, regieren Serienmarathon und Video-on-Demand. Oder?

Die öffentlich-rechtlichen Fernsehsender, allen voran die 20-Uhr-Tagesschau mit bis zu 19 Millionen Zuschauern, erzielten Rekordquoten, wenn es um das Coronavirus ging – auch in der Zielgruppe der 14- bis 49-Jährigen, die fast schon an das Internet verloren geglaubt war. Der Virologe Christian Drosten, unerwarteter Superstar der Krise, zählte mit seinem NDR-Podcast – einem Wissenschafts-Podcast! – bis Ende März insgesamt 15 Millionen Abrufe. Selbst die großen Tageszeitungen und Nachrichtenmagazine, vor allem aber deren Websites boomten und verdoppelten teilweise ihre Klickzahlen. Nach Jahren des Lamentierens über wegbrechende Auflagen und Anzeigenerlöse waren die sogenannten klassischen Medien wieder voll da. (Dies galt während der Pandemie für hohe Auflagen und Klickzahlen, nicht aber für Werbeerlöse.)

In Coronazeiten ist dies scheinbar eine willkommene Mischung: Ablenkung gibt es bei Netflix & Co. Geballten Nachrichtenjournalismus, Glaubwürdigkeit und neue, innovative Formen des Datenjournalismus liefern die etablierten Anbieter, die sich bewusst wieder etwas besser von der Klick-und-Like-Logik der sozialen Medien abgrenzen könnten, die von Verkürzung und Zuspitzung leben.

Wobei, auch im Silicon Valley tat sich Erstaunliches. In der Vergangenheit hatte Mark Zuckerberg, Gründer und Vorstandsvorsitzender von Facebook, stets betont, die Meinungsfreiheit achten zu wollen und keine Nachrichten zu löschen. Es sei nicht Aufgabe seiner Plattform, zu definieren, was im Wahlkampf sagbar und was unter Fake-News-Verdacht zu stellen ist. Auch zu Hassrede oder offen kommuniziertem Rassismus vermisste man lange eine klarere Positionierung seitens Facebook. Unter Coronadruck beorderte Zuckerberg seine Mitarbeiter an die Fake-News-Front. Ohne Vorwarnung löschten sie auf Facebook und Instagram Falschinformationen sowie Werbung für unseriöse Heilsversprechen. Zwar etablierte sich parallel der Kurznachrichtendienst WhatsApp – ebenfalls ein Teil des Zuckerberg-Imperiums – zum Vehikel für Falschnachrichten ohne externe Kontrollinstanz. Der WHO schenkte das Unternehmen aber kostbare Werbefläche.

Auch Google hauchte den Algorithmen seiner Suchmaschine Verantwortungsgefühl ein. Bei coronaspezifischen Anfragen landeten nur noch die Seiten öffentlicher Einrichtungen und Behörden ganz oben in der Trefferliste, allen voran Infos der WHO. Werbeplatz im Gegenwert von 250 Millionen Dollar verschenkte Google an Gesundheitsbehörden.

Erwachte in den Tech-Giganten soziales Bewusstsein – oder war doch nur alles Marketing? Die in den sozialen Netzwerken gelebte Hashtag-Harmonie à la #WirBleibenZuhause und #Coronasolidarität ergriff auf der anderen Seite auch die traditionellen Medienmacher. Die Aufrufe zur Solidarität waren auf dem TV-Bildschirm rechts oder links oben omnipräsent. Alle gemeinsam gegen das Virus! Den sehr erfolgreich laufenden Talkshows war nicht nur das Studiopublikum abhandengekommen, sondern auch die einst typische Streitlust ihrer Gäste. Die Krise scheint es zu erfordern.

Das darf nicht darüber hinwegtäuschen, dass durch Ausgangsbeschränkungen die Grundrechte so stark eingeschränkt wurden wie nie zuvor in der Geschichte der Bundesrepublik. Was gestern noch fast undenkbar schien, war heute schon neue Normalität. Kritische Kommentare seitens der reichweitenstarken Medien kamen selten durch. Es blieb meist eher beim Erklären, warum die Beschlüsse der Bundesregierung notwendig seien.

Sich in Coronazeiten klar zu positionieren scheint für Medien ein Drahtseilakt zu sein. Die Quoten spiegeln den riesigen Bedarf an seriöser Information wider. Gleichzeitig arbeiten Journalisten auf dem recht wackligen Boden eines immer nur vorübergehenden Wissens. Zu wenig ist schlicht über dieses Virus bekannt. Die Aufmerksamkeit wird wieder abflauen, und um die zurückgewonnene Glaubwürdigkeit auch beizubehalten, werden die etablierten Medien nicht drum herumkommen, die kritische Distanz, die ihre Rolle verlangt, wieder eindeutiger abzumessen.

TIPP: Gründliche Recherche und guter Journalismus machen Arbeit und kosten Geld. Wertschätzen Sie dies und denken Sie darüber nach, ein (Digital-)Abo abzuschließen.

30

Wie viel Hollywood-Thriller steckt in Corona?

Dass Dean Koontz' Roman *Die Augen der Dunkelheit* im Frühjahr 2020 nur antiquarisch zu bekommen war, dürfte den herausgebenden Verlag geärgert haben. Die Bewertungen bei Amazon sind zwar eher durchwachsen. Das Buch, 1981 erstmals in den USA veröffentlicht, wäre aber unverhofft noch einmal zum Bestseller geworden. Hat Koontz tatsächlich vorhergesehen, dass sich im Jahr 2020, fast 40 Jahre später, in der chinesischen Stadt Wuhan ein Virus ausbreiten und eine weltweite Epidemie auslösen wird? So ist die Story im Buch angelegt, das Virus nennt sich hier »Wuhan-400«.

Es wäre bemerkenswert und wurde in den sozialen Medien heiß diskutiert. Sehr wahrscheinlich ist es nicht. Im beliebten Genre der Seuchen-Katastrophen-Literatur ließe sich, eiserne Lesedisziplin vorausgesetzt, mit einiger Sicherheit für fast jede größere chinesische Stadt ein gleichnamiges Virus oder Bakterium finden. Zudem nannte Koontz das Virus in der ersten Auflage ursprünglich »Gorki-400«. Erst nach dem Zusammenbruch der Sowjetunion erschien es dem Autor schlüssig, die Quelle des Virus für spätere Auflagen nach China zu verlegen.

Die Analogien zwischen dem, was Dean Koontz auf mehr als 300 Seiten ausbreitet, und der aktuellen Realität enden dann auch schon beim umbenannten Ursprungsort. Dass das neuartige Coronavirus, ganz so wie im Roman, eine in geheimen chinesischen Laboren entwickelte biologische Waffe sei, um damit die USA zu attackieren, mag für manchen amerikanischen Spitzenpolitiker mit exaltierter Haarpracht nicht so abwegig erscheinen. Dass die chinesische Regierung den

Krankheitserreger erst einmal auf die eigene Bevölkerung loslassen würde, kann man aber wohl ausschließen.

Das Killervirus, wie es Koontz ersonnen hat, wandert innerhalb eines Tages in den Hirnstamm des infizierten Opfers, ernährt sich dort von Hirngewebe und führt mit einer Wahrscheinlichkeit von 100 Prozent zum Tod. Dass SARS-CoV-2 eine Inkubationszeit von bis zu zwei Wochen hat, bei vielen Infizierten keinerlei Symptome hervorruft, und wenn doch, dann meist recht unspektakuläre, grippeähnliche Beschwerden, reicht für einen spannenden Thriller vermutlich nicht aus. Für eine reale Pandemie schon.

Aber nicht nur auf Buchseiten, auch auf der Kinoleinwand tauchen Viren regelmäßig als Bösewichte auf. Typisches Handlungsmuster sind dann meist Hamsterkäufe und das Horten von Lebensmitteln – zum Beispiel in der Zombie-Serie »The Walking Dead« stark zugespitzt dargestellt, aber als Beweis für ein typisches menschliches Verhaltensmuster tauglich. Bilder aus abgeriegelten Geisterstädten dominieren im Frühjahr 2020 auch absolut seriöse Nachrichtensendungen. Wuchernde Verschwörungstheorien lassen sich in ganz realen sozialen Medien nachlesen.

Das Erfolgsrezept für einen Viren-Blockbuster lässt sich – stark vereinfacht – aus folgenden Zutaten zusammenrühren: Ob das Virus in Wolfgang Petersens *Outbreak* vom Affen auf den Menschen oder in Steven Soderberghs Film *Contagion* von einer Fledermaus über das Schwein zum Menschen übertragen wird, die Drehbuchautoren scheinen mindestens ein Biologiebuch im Schrank stehen zu haben. Als das Virus im Film dazu ansetzt, sich auszubreiten, schenken überforderte Politiker den eindringlichen Warnungen von übertrieben nerdig dargestellten Wissenschaftlern mit dicken Brillengläsern zunächst noch keinen Glauben. Bis dann ein Held oder eine Heldin die Bühne betritt. Gemeinsam mit einem Partner des jeweils anderen Geschlechts nehmen sie es mit dem Krankheitserreger auf. (Wenn daraus geklonte Wesen, die Außerirdischen ähneln, hinzukommen, ist dies ein Hinweis darauf, dass der Film ins Mystery-Genre abzudriften droht.) Nach 90 bis 120 Minuten haben die Helden die Nation oder gleich die ganze Welt gerettet.

Zumindest einzelne Elemente lassen sich tatsächlich auf das reale Leben übertragen: Kate Winslet wird als Ärztin in *Contagion* nicht müde, auf die Bedeutung des Händewaschens hinzuweisen. Brad Pitts Reise um den Globus in *World War Z* zeigt eindrücklich, wie rasend schnell sich ein Virus mittels Flugzeug über eine globalisierte Welt ausbreiten kann. Und dass man den manchmal etwas verquast vorgetragenen Prognosen der Wissenschaft genauer zuhören sollte, wäre eine Analogie auf ein anderes drängendes Thema dieser Tage: die Folgen des Klimawandels.

Damit zu einem Gewinner der Corona-Pandemie: Wenn Börsenkurse kollabieren und die Kinos geschlossen bleiben, sodass sogar James-Bond-Filmpremieren auf den Herbst verschoben werden (unfreiwillig passender Untertitel: »Keine Zeit zu sterben«), schlägt die Stunde von Streamingdiensten wie Netflix. Dessen Aktie schoss zeitweise heftig in die Höhe. Und Filme wie *Contagion* verzeichneten im Frühjahr 2020 noch einmal unverhofft hohe Abrufzahlen – ob als Stream oder illegaler Download.

Dean Koontz selbst hat sich aktuell übrigens, so weit bekannt, noch nicht zur Wuhan-400-Parallele geäußert. In seinem Thriller *Die Augen der Dunkelheit* verschwindet das Virus genauso schlagartig wieder, wie es aufgetaucht ist. Es wäre wünschenswert gewesen, wenn der Autor zumindest mit diesem Teil der Prophezeiung recht behalten hätte.

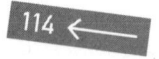

TIPP: Wenn ein Film oder Buch Parallelen zum aktuellen Corona-Geschehen aufweist, sollten Sie dies weniger als Bestätigung von Verschwörungstheorien sehen. Vielmehr scheint sich der (Drehbuch-)Autor mit den medizinischen und gesellschaftlichen Herausforderungen einer Pandemie ernsthaft auseinandergesetzt zu haben.

31

Wie viel Angst ist in der Krise gesund?

Die Bandbreite, wie Menschen mit dem Gefühl einer aufkommenden Angst umgehen, ist erstaunlich. Angesichts einer Pandemie ist anzunehmen, dass das Horten von Toilettenpapier und Desinfektionsmittel einem anderen Zweck dient, als ein shoppingspezifisches Hochgefühl zu erlangen. Gleichzeitig verharmlosten andere Menschen die so schwer fassbare Coronawelle, nachdem sie in Deutschland angekommen war, und machten in der Frühlingssonne erst einmal weiter wie bisher. Die Bandbreite reicht also vom panischen Hamsterkauf bis zum eskapistischen Ignorieren.

Flüchten, kämpfen oder sich tot stellen: Diese Möglichkeiten hat die Natur dem Menschen als Reaktion auf ein Angstgefühl mitgegeben. Angst ist zunächst einmal ein gesunder Mechanismus. Eine negative Erregung warnt vor einer realen oder auch nur empfundenen Bedrohung. Krank zu werden ist eine der am weitesten verbreiteten Ängste überhaupt. Solange sie nicht in Hypochondrie, also eine immerwährende und belastende Sorge um die eigene Gesundheit umschlägt, ist gar nichts dagegen einzuwenden.

Krankheiten zu bekämpfen ist daher auch ein zentral wichtiges Kapitel in der Zivilisationsgeschichte. Abgeschlossen wird dieses Kapitel nie sein, solange laufend neue Erkrankungen hinzukommen und sich das Drama von Leid, Tod und Forschungserfolg wiederholt. Risiken, die sich nicht beherrschen lassen, sind gleichzeitig der Intimfeind der modernen Gesellschaft, die darauf aufgebaut ist, Dinge zu kontrollieren. Die verheerenden Waldbrände in Australien, die Auswir-

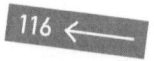

kungen der Erderwärmung, der schier unkontrollierbare globale Flüchtlingsstrom, all dies sind Erfahrungen, die Teile der Gesellschaft als existenzielle Bedrohung erleben. Ein hoch ansteckendes Virus, über das man kaum etwas weiß, das sich rasend schnell über den Erdball ausbreitet und gegen das es weder Medikamente noch einen Impfstoff gibt, trifft diese Gesellschaft aber an einer noch empfindlicheren Stelle.

Dabei ist es wichtig, die Begriffe so zu unterscheiden, wie es die Psychologie tut: Man kann sich um seine Gesundheit sorgen oder darum, wie sicher der eigene Arbeitsplatz ist. Um für die Zukunft gewappnet zu sein, sind solche Sorgen auch hin und wieder angebracht. Sie sind aber recht diffus. Wesentlich intensiver als solch ein mulmiges Gefühl macht sich Angst bemerkbar. Sie richtet sich auf eine ganz konkrete Bedrohung, kann aber auch zu einem Dauerzustand werden. Eine Angststörung engt den Blick und das ganze Leben stark ein. Panik ist die nächste Steigerung und die schrillste Alarmglocke, die die Psyche zur Verfügung hat. Sie geht oft einher mit dem Gefühl von Atemnot, Schmerz oder Enge in der Brust. Wer akut panisch ist, reagiert emotional leicht über und handelt wahrscheinlich nicht rational. Mit Panik lassen sich Geschäfte machen: Onlinemarktplattformen wie Amazon und eBay mussten in den ersten Wochen der Pandemie einzelne Verkäufer und Produkte erst verbannen, um den Wahnsinn von Wucherpreisen für Atemschutzmasken und Desinfektionsmittel zu stoppen.

Noch bis in den März 2020 hinein warnten Soziologen angesichts von SARS-CoV-2 vor einer »Hysterieepidemie« oder einer »Katastrophenlust« in einer überreizten Gesellschaft. Beides könne genauso schnell abebben, wie das Virus wieder verschwinden könnte. Es ist anders gekommen. COVID-19 hat sich weltweit zur ganz realen Bedrohung für die Gesundheit von Millionen Menschen ausgewachsen. Umso wichtiger ist es für jeden Einzelnen, das richtige Maß zwischen Panik und

Ignoranz zu finden. Nennen wir es eine angemessene Portion Besorgnis.

Wachsam zu sein soll aber nicht bedeuten, rund um die Uhr die überlaufenden Nachrichtenticker zu verfolgen und grassierenden Fake News auf den Leim zu gehen. Vielmehr kann es sinnvoll sein, sich bewusst »Corona-Auszeiten« zu nehmen. Nichts hilft mehr gegen diffuse Ängste als das Gefühl, selbstbestimmt Einfluss nehmen zu können und im Strom der Ereignisse den Kopf über Wasser zu halten. Zugegeben, neben den Maßnahmen, die bekannten Hygienevorgaben einzuhalten und von anderen Menschen Abstand zu halten, sind die Möglichkeiten begrenzt. Während weitgehende Kontaktverbote gelten, kann dies aber zum Beispiel sein, einen Menüplan für die kommenden Tage aufzustellen oder trotz Isolation per Telefon oder online in Kontakt mit den Liebsten zu bleiben. Genau dieses bewusste Sorgen um andere nimmt eine viel positivere Richtung als passive Ängstlichkeit. Es beinhaltet Verantwortungsgefühl und Empathie.

Angst ist nicht nur ein schlechter Ratgeber, sie ist auch kein guter Statistiker. Was die Wissenschaft über dieses neuartige Virus sicher weiß, ist zwar noch dünn und lässt kaum Platz für Optimismus. Trotzdem kann es erleichtern, wenn man für sich selbst immer wieder einen Faktencheck durchführt: Gehöre ich zu einer Risikogruppe? Was wird von offizieller Seite empfohlen? Was kann ich tun, um mich konkret zu schützen?

Aus der Erfahrung mit verschiedenen Krisen weiß die Psychologie, dass zu Beginn eines Notstands die Ängste in der Bevölkerung immer am größten sind und dann kontinuierlich abnehmen. Sie verlieren mit der Zeit ihren Schrecken und ordnen sich einer neuen Normalität unter. Verkehrt ist dies nicht, schließlich ist im Umgang mit einer Pandemie besonnenes Handeln wesentlich mächtiger als von Angst getriebenes. Der Generaldirektor der Weltgesundheitsorganisation Tedros Adhanom Ghebreyesus drückte es so aus: »Unser größter

Feind ist nicht das Virus. Unsere größten Feinde sind Angst, Gerüchte und Stigma.«

TIPP: Wenn Sie das Gefühl haben, mit Ängsten oder Depressionen nicht mehr allein zurechtzukommen, rufen Sie die Telefonseelsorge unter der Nummer 0800 1110111 an – anonym und kostenfrei. Für Zeiten, in denen die Praxen von Psychotherapeuten und Psychiatern geschlossen sind, hilft Ihnen vielleicht das Onlineprogramm »iFightDepression«, das die Stiftung Deutsche Depressionshilfe während der Coronakrise ohne ärztliche Begleitung anbietet. Einfach eine formlose E-Mail an ifightdepression@deutsche-depressionshilfe.de schicken.

Ach, könnte man sich doch in den Winterschlaf begeben und erst wieder erwachen, wenn Pandemie, Kontaktverbote und Unsicherheit vorbei sind. Dummerweise lässt sich kaum vorhersehen, auf wann der Wecker einzustellen wäre. Zu schlecht ist die Datenlage. Zu wenig ist bekannt darüber, wie hoch die Dunkelziffer der Infektionen liegt, wie viele Menschen also das Virus in sich tragen, ohne etwas davon zu bemerken.

Prognosen müssen folglich zwangsläufig auf wackligen Beinen stehen. Zwei Jahre lang könne uns das neuartige Coronavirus beschäftigen, prophezeite das Robert Koch-Institut Mitte März 2020. Solange gegen COVID-19 weder Impfstoff noch wirksame Medikamente zur Verfügung stehen, hängt dieser Zeitrahmen vor allem davon ab, in welchen Zyklen Regierungen ihre Maßnahmen verschärfen und wieder lockern. Denn Pandemien verlaufen in Wellen. Ist das Sozialleben stark eingeschränkt, verliert ein Virus an Angriffsfläche. Gehen die Menschen wieder nach draußen, wird sich auch die Geschwindigkeit erhöhen, mit der sich der Krankheitserreger ausbreitet.

Um doch noch eine konkrete Zahl für den Endpunkt einer Pandemie zu nennen, eignet sich die 70. Auf diesen Prozentsatz schätzen Virologen bei COVID-19 den Anteil an Menschen, die sich mit dem Virus angesteckt haben müssen, damit dieses in Richtung Stillstand heruntergebremst wird. In der Sprache der Medizin ist dann der Status der »Durchseuchung« erreicht. Hat bei rund zwei Dritteln der Bevölkerung das körpereigene Immunsystem mit dem Krankheitserreger Bekanntschaft gemacht, sind diese Menschen immun. Das Virus dreht zwar weiter seine Runden, tut sich aber zunehmend schwer, Opfer zu finden, bei denen es sich vermehren kann. 100 Prozent Durchseuchung werden nicht erreicht, weil die Wahrscheinlichkeit immer weiter sinkt, dass ein Überträger auf einen Nichtinfizierten trifft. Anders ausgedrückt: Wenn im Durchschnitt jeder Infizierte weniger als eine andere Person ansteckt, kommt das Virus kaum noch voran.

Auch für dieses Ziel von 70 Prozent lässt sich allerdings nicht der Wecker stellen. Ob der Zustand der Durchseuchung zum Dauerzustand wird, ist davon abhängig, wie lange die Immunität nach einer Infektion anhält. Und dies ist bei SARS-CoV-2 noch nicht final geklärt. Insofern verschiebt sich der Fixpunkt wohl auf jenen Tag in der Zukunft, an dem ein wirksamer Impfstoff gefunden sein wird. Bis dahin wird ein wachsames Auge weiter die omnipräsente Kurve der Neuinfektionen beobachten müssen.

TIPP: Der hin und wieder gehörte Hinweis, man solle sich absichtlich mit dem Virus SARS-CoV-2 infizieren, »damit man es hinter sich hat«, ist verantwortungslos, da COVID-19 auch bei Jüngeren einen schweren Verlauf nehmen kann. Und auch weil dadurch der rapide Anstieg an Neuinfektionen, der zur Überlastung der Gesundheitssysteme führt, zusätzlich vorangetrieben würde.

Was können wir für die Zukunft lernen?

Einen Epochenbruch macht aus, dass es eine Zeitrechnung davor, dazwischen und eine danach gibt. Inwieweit die Corona-Pandemie in der Geschichtsschreibung später einmal als solch eine Zäsur wahrgenommen wird, ist noch nicht abzusehen. Wohl jeder, der den 11. September 2001 erlebt hat, wird sich aber noch detailliert daran erinnern, wie er diesen Tag verbracht hat. Ähnlich werden auch aus der Coronakrise Bilder bestehen bleiben. Nur hält der Schockzustand des Dazwischens bei COVID-19 schon so viel länger an.

Das Virus ist in der Welt und wird wohl auch nicht mehr so schnell verschwinden. Mit rasender Geschwindigkeit hat es sich über Ländergrenzen hinweg ausgebreitet und vermeintliche Selbstverständlichkeiten gehörig ins Wanken gebracht: Wie sehr eine kurze Laune der Natur, die winzige Mutation eines Virus, die moderne Medizin an den Rand des Kollapses bringen kann. Wie schnell globale Wertschöpfungsketten zusammenbrechen können, die uns so viel Wohlstand beschert haben. Wie schnell nationale Grenzen selbst im Herzen Europas wieder hochfahren. Wie schnell es zur vorübergehenden Normalität wird, dass Freiheitsrechte eingeschränkt werden, weil es die Notlage erfordert – und wie schnell sich einzelne Demokratien unter diesem Deckmantel selbst abzuschaffen drohen. Wie beunruhigend sich dieses Innehalten einer sonst so rasend schnellen Welt anfühlen kann, wenn man nur ohnmächtig abwarten kann. Kurzum: Corona hat uns aufgezeigt, wie verletzlich diese Welt ist.

Wie sagte Helmut Schmidt einst so schön: »In der Krise beweist sich der Charakter.« Toilettenpapier-Hamsterkäufe sollen unter diesem Gesichtspunkt nur eine von vielen Randnotizen sein. Neben den entsetzlichen Bildern von Eishallen voller Särge und Ärzten, die entscheiden müssen, welche Patienten eine notwendige künstliche Beatmung erhalten und welche nicht, werden auch hoffnungsvollere Bilder hängen bleiben: Da sind Zettel an Hauswänden, die Einkaufshilfen anbieten und vielleicht tatsächlich so etwas wie eine reanimierte Solidarität andeuten. Da sind handgeschriebene Stundenpläne für den Unterricht zu Hause, die dafür stehen könnten, dass Schule und Arbeit im Homeoffice in Zukunft auch flexibler und freier organisiert werden könnten. Da sind Videos, in denen Menschen von ihren Balkonen aus dem Personal in Krankenhäusern Applaus spenden. Ließe sich diese Anerkennung für die viel gepriesenen systemrelevanten Berufe doch auch in Form angepasster Einkommen ummünzen. Man hat Wissenschaftler, speziell Virologen, im Kopf als neue mediale Superstars, deren wissenschaftliche Expertise wertgeschätzt wurde und die bewiesen haben, dass man trotz unbestreitbarer Expertise nicht immer auf alles sofort eine Antwort parat haben muss.

Wenn wir diese Krise überstanden haben, wird die Welt eine andere sein. Was staatstragend und pathetisch klingen mag, trifft in dieser besonderen Zeit vermutlich sogar zu. Dies sieht auch das Zukunftsinstitut so, ein Thinktank aus Wissenschaftlern und Trendforschern. Für die Postcorona-Zeit haben sie vier mögliche Szenarien entwickelt, wie die Welt danach aussehen könnte. In einem ersten Szenario der »totalen Isolation« wird der Lockdown zum Dauerzustand und zur neuen Normalität. Hamsterkäufe statt globalem Handel bewirken, dass sich im Kampf um knappe Ressourcen jeder gegen jeden positioniert. Nicht viel optimistischer kommt das zweite Szenario des »System-Crashs« daher. Aus Angst, das Virus könne sich erneut ausbreiten, ist die Welt zerfallen in nationale Einheiten, zementiert durch dichte Grenzen. Diese Welt befindet sich in permanenter Alarmbereitschaft. Im dritten Szenario der »Neo-Tribes« hat sich die Krisenstimmung gelegt, geblieben ist aber ein grundsätzliches Misstrauen gegenüber allem, was von außen kommt. Die Menschen ziehen sich ins Private zurück, das Zuhause erscheint als einziger Hort der Sicherheit. Nachhaltigkeit und ein Wirgefühl haben zwar große Bedeutung, reichen aber nur bis zur eigenen Haustür oder in einer Besinnung aufs Lokale gerade mal bis knapp davor.

Zum Glück lässt uns das Zukunftsinstitut auch mit einer hoffnungsvolleren Vision zurück, einer »resilienten Gesellschaft«, die gestärkt aus der Krise hervorgeht. Sie kann sich flexibel an die neuen Bedingungen anpassen. Globale Wirtschaftsbeziehungen bestehen weiter, sie werden aber nicht mehr als selbstverständlich hingenommen. Ökonomisches Wachstum und technologischer Fortschritt sind Grundkonstanten – aber nicht nur um ihrer selbst willen. Neben sie treten Aspekte wie Nachhaltigkeit und Achtsamkeit im Umgang einer globalen Gemeinschaft miteinander. Zum großen Teil haben wir es selbst in der Hand, welche Anteile dieser Szenarien die Postcorona-Zeit ausmachen werden.

Zurück in die Realität: Urlaubspläne, Stundenpläne, Umsatzpläne, Sparpläne, Spielpläne, Flugpläne... Fast alle Pläne wurden in eine Zeit vor und nach diesem Schockmoment durchtrennt. Wenn sich während wochenlanger Lockdowns auf Satellitenbildern über chinesischen Großstädten der Smog verzogen hat und man im Wasser der Lagunen von Venedig bis auf den Grund sehen kann, ist dies eine nette kleine Momentaufnahme aus einer außergewöhnlichen Zeit. Vielleicht taugen diese Bilder aber auch als Appell an unser aller Achtsamkeit, dass sich danach eben doch nicht wieder alles einschleift wie zuvor.

Die Corona-Pandemie wird nicht die letzte existenzielle Krise gewesen sein, die die Welt erlebt. Klar ist, dass sich ange-

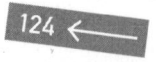

sichts der noch nicht absehbaren Folgen des Klimawandels oder globaler Flüchtlingsströme seit Jahren und Jahrzehnten Katastrophen vollziehen, die nicht wie ein hoch ansteckendes Virus über uns herfallen, sondern viel langsamer ablaufen – dadurch aber nicht weniger real und bedrohlich sind. Es sind große Aufgaben. Eine kleinere Lektion aus dieser besonderen Zeit könnte darin bestehen, dass es nicht nur eine Floskel sein muss, wenn man dem anderen wünscht, er möge gesund bleiben. Also: Bleiben Sie gesund!

TIPP: Wenn auch Sie über einen kleinen Neuanfang nachdenken, schreiben Sie doch einfach ein paar Vorhaben auf. Legen Sie den Zettel in eine Schublade und holen Sie ihn in einem Jahr wieder hervor. Wie sieht die Welt dann aus?

Literatur

Onlinetipps zu öffentlichen Einrichtungen:

Aktuelle Infektionszahlen der Johns Hopkins University:
https://coronavirus.jhu.edu/map.html

Deutschsprachige Informationen der Weltgesundheitsorganisation
(WHO): http://www.euro.who.int/de

Fallzahlen und Therapieempfehlungen des Robert Koch-Instituts:
https://www.rki.de/covid-19

Aktuelle Informationen des Bundesgesundheitsministeriums:
https://www.bundesgesundheitsministerium.de/coronavirus

Hygieneempfehlungen der Bundeszentrale für gesundheitliche
Aufklärung (BzgA): https://www.infektionsschutz.de/coronavirus

Deutsche Interdisziplinäre Vereinigung für Intensiv- und Notfallmedizin (DIVI), Register mit Überblick über die Auslastung von
Intensivbetten: https://www.intensivregister.de

Onlinetipps zu Medienanbietern:

ARD-Faktenchecks der Tagesschau:
https://www.tagesschau.de/faktenfinder

Faktenchecks des gemeinnützigen Recherchebüros Correctiv:
https://correctiv.org/faktencheck

Angebot des Science Media Centers mit verständlich aufbereiteten
Forschungsergebnissen: https://www.sciencemediacenter.de/
alle-angebote/coronavirus/

Grafisch ansprechend aufbereitetes Datenprojekt zur Corona--Pandemie: https://nextstrain.org

Simulator verschiedener COVID-19-Szenarien: http://www.covidsim.eu/

Empfehlenswerte Bücher:

Roland D. Gerste: *Wie Krankheiten Geschichte machen. Von der Antike bis heute.* Klett-Cotta 2019. Spannende Übersicht, wie Krankheiten die Menschheitsgeschichte geprägt haben.

Kai Kupferschmidt: *Seuchen. 100 Seiten.* Reclam 2018. Kompakter Überblick über die Geschichte der Infektionskrankheiten.

Annick Perrot/Maxime Schwartz: *Robert Koch und Louis Pasteur. Duell zweier Giganten.* Theiss 2015. Doppel-Porträt über zwei Pioniere der Infektionsmedizin.

Laura Spinney: *1918 – Die Welt im Fieber. Wie die Spanische Grippe die Welt veränderte.* Hanser 2018. Faszinierende Analyse, wie sich die Spanischen Grippe über den ganzen Globus ausbreiten konnte.